A Doula no Parto

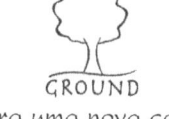

livros para uma nova consciência

Fadynha

A Doula no Parto

O papel da acompanhante de parto especialmente treinada para oferecer apoio contínuo físico e emocional à parturiente

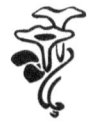

3ª edição / 2ª reimpressão
São Paulo / 2016

EDITORA GROUND

Copyright © 2003, Fadynha (Maria de Lourdes da Silva Teixeira)

Texto — preparação - Ana Lúcia Prôa
revisão - Sandra Lia Farah
Jefferson Donizetti

Fotos de miolo — Pedro Scliar (capítulos 3 e 9 c/modelo Ana Cláudia Nicolini e Marco Hingst Manzolilo)
Cristiana Isidoro (partos)

Capa — Fadynha e Luciana Peralta Silva Gonçalves
fotos - Pedro Scliar
criação e arte final - Niky Venâncio

Editoração eletrônica: Ediart

CIP – Brasil – Catalogação na Fonte
Sindicato Nacional dos Editores de Livros, RJ

F134d
3.ed.

Fadynha, 1949-
  A doula no parto : o papel da acompanhante de parto especialmente treinada para oferecer apoio contínuo físico e emocional à parturiente / Fadynha. - 3.ed. - São Paulo : Ground, 2011.
  208p. : il.

  Apêndice
  Inclui bibliografia
  ISBN 978-85-7187-215-8

  1. Doulas. 2. Parto (Obstetrícia). 3. Nascimento. I. Título.

11-1263.   CDD: 618.4
                            CDU: 618.4

03.03.11   10.03.11
024950

Direitos reservados:
Editora Ground Ltda.

Vendas e distribuição:
Editora Aquariana Ltda.
Av. Santa Catarina, 619 - Sala 14 - Vila Alexandria
04635-001 São Paulo - SP
Tel.: (11) 5031-1500
vendas@aquariana.com.br | www.ground.com.br

Dedicatória

A todas as mulheres que me permitiram participar como doula do íntimo, profundo e sagrado ritual de dar à luz aos seus filhos,

a todas as pessoas que me possibilitaram vivenciar tais privilégios

e à mulher brasileira – para que consiga resgatar a prática de parir, acreditando na força da maternidade e da energia feminina.

Agradecimentos

Agradeço de coração a todos que contribuíram com depoimentos e fotos, e ainda a:

Alexandre Martins Saddi
Ana Cláudia Nicolini
Ana Lúcia Prôa
Cláudio Paciornik
Cristiana Isidoro
Cristina Balzano Guimarães
Daphne Rattner
Debra Pascali-Bonaro
Helder Carvalho
João Batista Marinho de Castro Lima
Luciana Peralta Silva Gonçalves
Marco Bruno Hingst Manzolilo
Marcos Augusto Bastos Dias
Maria Helena Bastos
Pedro Scliar
Prema Hari Carvalho
Ricardo Herbert Jones
Stella Marina Pinto Ferreira
Tizuko Shiraiwa

Sumário

APRESENTAÇÃO – Debra Pascali-Bonaro, 9

PREFÁCIO – Mais de 30 anos de dedicação às mulheres que dão à luz, 11

1. DOULAS DE ONTEM, HOJE E SEMPRE, 15

2. DOULAS: MISSÃO DE RESGATE AO PARTO NORMAL, 27

3. PROCEDIMENTOS DE UMA DOULA, 41

4. PAPEL DA DOULA NA GRAVIDEZ E NO PÓS-PARTO, 55

5. PERFIL DE UMA DOULA, 65

6. TIPOS DE DOULAS, 71

7. CAMINHOS PARA ENCONTRAR A MELHOR DOULA, 75

8. COMO SE TORNAR DOULA PROFISSIONAL, 81

9. TÉCNICAS UTILIZADAS PELA DOULA PARA FACILITAR O PARTO, 95

10. PARTOS ÓTIMOS COM A AJUDA DE UMA DOULA, 129

- FOTOS DE PARTOS COM APOIO DA DOULA, 155
- DEPOIMENTOS, 168
- APÊNDICES, 185

Apresentação

HÁ POUCO TEMPO, A PALAVRA DOULA PASSOU A SER CONHECIDA COMO A *mulher treinada e com experiência em nascimentos, que provê suporte físico, emocional e informacional à mulher e sua família durante o trabalho de parto, parto e pós-parto.* No entanto, o papel da doula é antigo. Ao longo da história e em diferentes culturas, a mulher recebe apoio, encorajamento e companheirismo de outras mulheres durante o trabalho de parto, o nascimento e as primeiras horas, dias e semanas após, as quais recepcionam o recém-nascido em seus corações. O tradicional *círculo de apoio* (com amigas ao redor da parturiente e a parteira à sua frente para acolher o bebê), denomina-se a *posição clássica*.

Como qualquer coisa embasada em tradição e sabedoria intuitiva, as mulheres sempre ampararam informalmente outras mulheres durante a gravidez e o parto em todo o mundo, e agora o fazem de modo formal. É assim que o movimento das doulas passou a se tornar global. Mulheres especiais – como Fadynha, no Brasil – começaram a atender como doulas muito antes que este conceito moderno se enraizasse. A partir do momento em que o parto se tornou tecnocrático, separando o corpo da mente e conduzindo-o para um ambiente altamente tecnológico – como diz a antropóloga Robbie Davis-Floyd, "vendo o corpo como uma máquina" –, um pequeno grupo de mulheres começou a ocupar um lugar no trabalho de parto e na consciência de um modelo holístico de nascimento, honrando e ajudando mulheres a integrarem corpo, mente e espírito à medida que vivenciam o rito de passagem para a maternidade.

Doulas estão se tornando bem-vindas, apreciadas e recomendadas nas maternidades. Os benefícios que promovem vão muito além das reduções expressivas em intervenções cesarianas (mais de 51%). Já foi provado que mulheres assistidas no parto por uma doula experimentaram maior satisfação com a experiência de dar à luz, elevaram a autoestima, sentiram-se mais positivas com seus bebês e diminuíram as taxas de depressão pós-parto. Os benefícios para a sociedade incluem a redução dos custos com os cuidados obstétricos e a obtenção, de forma mais natural, de mulheres e bebês mais saudáveis.

Acredito que, se almejamos um mundo mais pacífico e menos violento, devemos rever o modo como recepcionamos novas vidas neste mundo. Quando as mulheres e suas famílias são apoiadas, respeitadas e cuidadas continuamente pelas doulas de maneira agradável e humana durante o parto, as mães se sentirão mais capazes de criar laços e cuidar de seus bebês com carinho e amor nestes importantes primeiros momentos.

A sabedoria, o discernimento e a experiência da Fadynha estão reunidos aqui neste importante e valioso livro. Você está prestes a embarcar numa jornada antiga e tradicional, e a se unir a outras mulheres sábias no Brasil e no mundo, reconectando-se num círculo de apoio para mulheres e suas famílias na sagrada experiência do trabalho de parto e nascimento.

O entusiasmo e o direcionamento de Fadynha vão lhe dar suporte como se você estivesse sendo acompanhada por uma doula, à medida que entende e aprende as formas tradicionais de apoiar as mulheres e suas famílias durante este momento muito especial em suas vidas.

Bem-vindos ao crescente número de doulas ao redor do planeta que estão mudando o mundo a cada novo nascimento.

Debra Pascali-Bonaro
Doula norte-americana, presidente da MotherLove Inc. (uma das agências mais antigas para treinamento e consultoria de doulas nos Estados Unidos), membro da DONA (Doulas of North America), capacitadora de doulas.

Prefácio

MAIS DE 30 ANOS DE DEDICAÇÃO ÀS MULHERES QUE DÃO À LUZ

SE EXISTE DESTINO, FOI ELE QUEM ME IMPULSIONOU PARA O TRABALHO que venho realizando desde 1978: o de ajudar mulheres a vivenciar a gravidez com equilíbrio físico e emocional, e a colocar seus filhos no mundo de forma mais tranquila, harmoniosa e feliz. Quando engravidei, em 1977, já praticava yoga e vinha há algum tempo pesquisando sobre posturas que poderiam beneficiar as gestantes e facilitar o parto. Assim, fui a primeira a experimentá-las, criando meu próprio método de yoga para grávidas. Minha filha Prema Hari nasceu, em fevereiro de 1978, através de um parto maravilhoso, de cócoras, na comunidade em que eu vivia em Santa Teresa (bairro localizado numa montanha do Rio de Janeiro). E sem que houvesse qualquer divulgação da mídia, a história da minha gravidez e do meu parto foi se espalhando aos quatro ventos.

Nesse mesmo ano, começaram a bater na minha porta as primeiras grávidas, que vinham dos lugares mais distantes do Rio – e até de outras cidades –, dispostas a ter aulas de yoga comigo. Pelas dificuldades que enfrentavam para chegar até Santa Teresa – onde foi criada a Fraternidade Aurora Espiritual (hoje, Instituto de Yoga e Terapias Aurora) –, elas já vinham ao meu encontro determinadas a realizar um trabalho que culminasse num parto natural. Nessa época, não se fazia cesarianas indiscriminadamente, como hoje, e, no entanto, quase ninguém falava em parto natural. Por sorte, minhas alunas eram acompanhadas por médicos que adotavam esse método.

Então, não encontrei impedimentos para participar do momento mais aguardado na vida dessas mulheres. Graças aos fortes laços de confiança que íamos estabelecendo durante as aulas de yoga, muitas delas me pediam para que eu também estivesse presente quando fossem dar à luz. Dessa maneira espontânea, em 1978, iniciei meu trabalho como *acompanhante de partos*. De início, era um trabalho voluntário, depois passei a cobrá-lo.

Embora eu sempre soubesse da existência de mulheres que acompanhavam partos em todos os lugares do Brasil e no mundo – sem o compromisso profissional –, fui personalizando meu trabalho. Experimentei diversas formas de ajuda às mulheres em trabalho de parto, aplicando técnicas naturais. Incorporei exercícios de yoga, respiração, plantas medicinais, cromoterapia, moxabustão e uma série de outros recursos que aliviavam as dores da gestante e aceleravam o nascimento. Tudo isso resultado de experiências e conhecimentos que faziam parte da minha própria vida, por eu ser naturista e terapeuta naturista.

Até então, eu desconhecia a existência de um nome para a função que exercia. No início da década de 90, quando acompanhava uma aluna em trabalho de parto, o Dr. Fernando Estellita Lins virou-se para mim e disse: "Fadynha, você é uma doula!". Levei um susto, achei que ele estava brincando comigo. E lhe disse: "É? Mas o que é uma doula?". Foi quando ele me explicou que havia lido um artigo no qual informava que este era o nome dado à mulher que acompanhava partos, dando apoio à gestante. A partir desse dia, em todos os partos que participei junto a este saudoso médico, ele repetia para todos da equipe: "A Fadynha é uma doula!". Foi então que passei a utilizar este nome para designar meu trabalho.

Por muito tempo, fui a única doula profissional, uma das primeiras do Brasil – sempre existiram muitas, mas não como profissionais. Somente a partir de 1995 é que começamos a divulgar esta função nos *Encontros de Gestação e Parto Natural Conscientes* – que organizo, anualmente, desde 1979 —, mesmo assim, muito timidamente. Apenas em 1999 é que o debate sobre o assunto foi se estruturando, quando o Ministério da Saúde direcionou-se para este trabalho, após a publicação de algumas pesquisas científicas favoráveis às doulas. E em 2000 o tema solidificou-se na *Conferência Internacional do Parto*, em Fortaleza, na qual participei ativamente. Nesse encontro, a atuação das doulas foi amplamente discutida.

Diante disso, em 15 de novembro de 2001, criei – dentro do *11º Encontro de Gestação e Parto Natural Conscientes – o 1º Encontro Nacional de Doulas*, marcando também o nascimento da Associação Nacional de Doulas (ANDO). Fiquei bastante impressionada: houve uma repercussão fantástica! Como consequência, em 2002, o *Encontro de Gestação e Parto* foi quase inteiro voltado para o assunto doulas. E, paralelamente, realizou-se o *2º Encontro Nacional de Doulas*. Em 1999, também iniciei, na Internet, a lista de discussão Parto Natural (http://br.groups.yahoo.com/group/partonatural/), na qual este tema está sempre em evidência.

E é graças à atual efervescência em torno dessa função – que exerço desde 1978 – que decidi escrever este livro. O assunto ainda desperta bastante polêmica, porque inúmeras pessoas não entendem como a simples presença de uma mulher no parto pode ser tão benéfica para a gestante. Mas a cada dia surgem mais comprovações científicas de que o apoio contínuo de uma doula no parto é capaz de reduzir as dores, o número de cesarianas, episiotomias, o uso de analgesia... além de acelerar o nascimento.

Este livro foi idealizado, portanto, para despertar as gestantes sobre a importância desta profissional e sobre o direito de escolha que elas têm, de contar com esta preciosa ajuda no parto. E também para apresentar às prováveis candidatas a doula os caminhos para exercer esta função. Além disso, a proposta é expor este trabalho aos profissionais que lidam com gestantes e parto, para que percebam como as doulas contribuem para um nascimento mais feliz. A minha intenção, ainda, é fazer com que os responsáveis por hospitais e maternidades entendam melhor a atuação das doulas e não neguem às gestantes o direito de ter uma doula na sala de parto. Aliás, direito este garantido por lei em alguns Estados, como São Paulo (Lei nº 10.241-199), Santa Catarina (Lei nº 12.133-1199) e no Ministério da Saúde (Lei nº 2.376-1199). O Rio de Janeiro, por sua vez, foi pioneiro ao adotar a *Lei do Acompanhante*, em resolução divulgada pela Secretaria Municipal de Saúde em 20 de outubro de 1998 (Resolução SMS nº 667).

A presença do acompanhante no parto e pós-parto imediato nos hospitais públicos, maternidades do Sistema Único de Saúde (SUS) e conveniados com o SUS, é garantida pela Lei 11.108, de abril de 2005. Portaria do Ministério da Saúde regulamenta esse direito: MS/GM nº 2.418/2005. Os hospitais do SUS precisam se adaptar à medida.

Hoje, até a Organização Mundial da Saúde e o Ministério da Saúde já reconhecem a importância das doulas. Tanto que, em 28 de maio de 2003, foram divulgados os compromissos do Presidente Luiz Inácio Lula da Silva com as mulheres, através de seu Ministério da Saúde, no qual um dos itens é a "capacitação de doulas comunitárias para atuação em 50% das capitais". Assim, este é o momento de acontecer um resgate do papel da mulher ajudando outra mulher no sublime momento de dar à luz. Nos partos feitos em casa e nos hospitais mais modernos. No interior e nas grandes cidades. No Brasil e no mundo.

Fadynha

1. Doulas de ontem, hoje e sempre!

DESDE O INÍCIO, AS MULHERES DÃO À LUZ ACOMPANHADAS DE OUTRAS mulheres. Além da parteira – responsável pelo nascimento –, sempre estiveram presentes amigas, parentes ou vizinhas da parturiente, para oferecer-lhe todo o apoio necessário nessa hora importantíssima. Normalmente, são pessoas que já passaram por esta situação, e estão lá para transmitir conhecimento e carinho. Basta observar que, nos quadros antigos que retratam cenas de partos, sempre aparecem mulheres à volta da futura mamãe. E não apenas como simples espectadoras do nascimento, mas como personagens ativas, que reconfortam as costas da mulher, seguram sua mão, preparam o ambiente, esquentam a água, secam o suor que escorre de sua testa... Enfim, legítimas doulas!

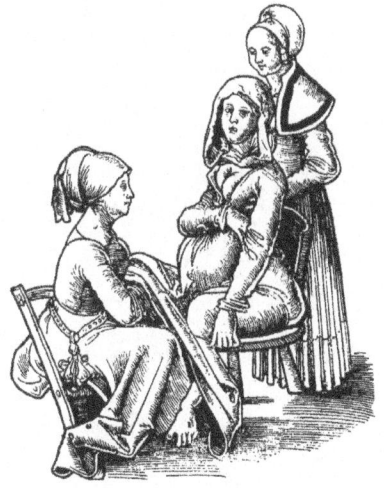

Esta ilustração de Jacob Bueff mostra o trio tradicional, na Idade Média: a parturiente, a parteira (à frente dela) e a doula (dando apoio atrás).

(CMT / *Assistência Pública de França*)

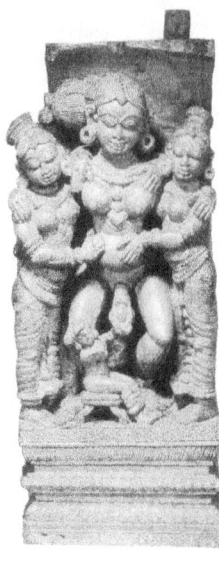

Representação na Antiguidade de duas doulas apoiando uma indiana que dá à luz.

(*Fragmento de um carro de madeira, Índia*)

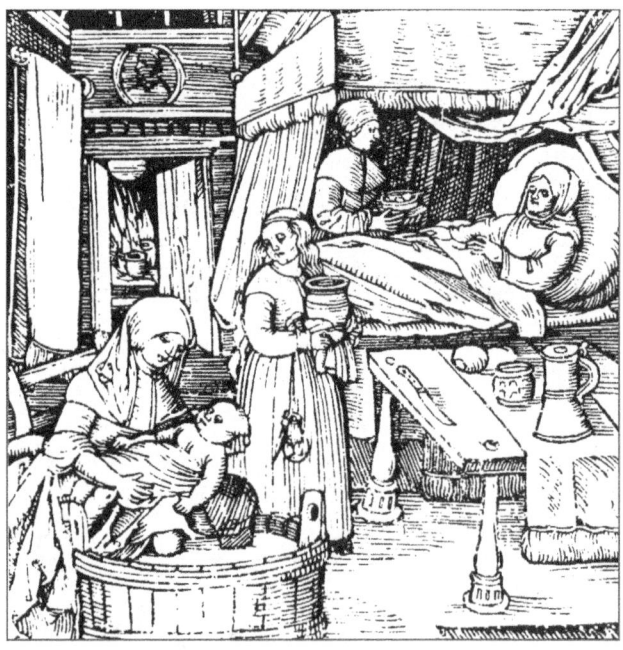

Nesta gravura sobre madeira, de 1513, vemos o trabalho de duas doulas no pós-parto: enquanto uma cuida da mãe, oferecendo-lhe algo para comer, a outra auxilia a parteira nos primeiros cuidados com o bebê.

(*Der Swangern Frauwen und habemmen Rosegarten, Eucharius Rösslin*)

Este foi o panorama até o século XVIII. A partir daí começou a entrar em cena a figura masculina dos primeiros obstetras. Iniciaram-se, portanto, as intervenções cirúrgicas, quando algo não ia bem com o parto. A presença do homem no ambiente do nascimento trouxe coisas boas e ruins. Foram descobertos elementos importantes, como o fato de que as mulheres morriam de parto simplesmente porque algumas pessoas não lavavam as mãos e transmitiam bactérias e vírus. Com isso, eles passaram a esterilizar todo o ambiente e a evitar o acesso de pessoas ao local onde aconteceria o parto, distanciando a mulher da família e dos amigos. Nessa ocasião, também, começaram a colocar a parturiente deitada para dar à luz.

Aos poucos, os partos foram deixando de acontecer em casa e passaram a ser feitos em ambiente hospitalar. Como conseqüência, as mulheres que acompanhavam a parturiente ficaram à margem. Nas últimas décadas do século XX, o parto transformou-se num ato totalmente médico. Tiraram o nascimento da parteira, da família e da residência, deixando-o restrito ao ambiente esterilizado de um hospital, sem que isso reduzisse a mortalidade materna.

Já foi provado que a hospitalização do parto não é um dos indicadores mais confiáveis para diminuir as taxas de mortalidade da mãe, como informa o boletim de maio de 2003 da Relacahupan (Rede Latino-americana e do Caribe para a Humanização do Parto e Nascimento). Nos países desenvolvidos, por exemplo, onde as taxas de mortalidade são bem baixas, existe um sistema de saúde que integra parteiras tanto para atuar em partos em casa quanto nas maternidades. No entanto, nos países em desenvolvimento, a hospitalização do parto chega a mais de 90% e, mesmo assim, isto não trouxe um impacto positivo nas taxas de mortalidade materna. Isso porque as práticas são intervencionistas e invasivas, gerando novos riscos e patologias para as mulheres e seus bebês.

Além disso, essa realidade gerou dificuldades para a parturiente, como bem explica um dos papas na humanização do parto, o obstetra francês Michel Odent: "Durante o trabalho de parto, a parte ativa do corpo é a parte primitiva do cérebro, que funciona como uma glândula, liberando hormônios. Quando surgem inibições, eles se originam na parte do cérebro altamente desenvolvida em humanos – o neocórtex. [...] Qualquer estimulação do néocortex materno – conversar com ela racionalmente, rodeá-la com luzes brilhantes, fazê-la se sentir observada, insegura ou usar outro modo de estimular uma liberação de adrenalina – tende a inibir o processo de parto."

Mas, nas décadas de 60 e 70, os movimentos *hippie* e feminista fizeram com que as mulheres iniciassem a conscientização sobre muitas coisas. Entre elas, a de que era preciso ser respeitado seu direito de serem donas de seus próprios corpos e partos. Este questionamento resultou numa onda no mundo inteiro. Na França, os obstetras Frédérick Leboyer e Michel Odent começaram a mostrar a todos a necessidade do resgate de um parto o mais natural possível. No Brasil, os médicos Cláudio e Moysés Paciornick, de Curitiba, e Galba de Araújo, do Ceará, também lançaram os primeiros ecos da humanização. Até os Estados Unidos tinham uma defensora fervorosa do parto natural: Ina May Gaskin, da comunidade Farm, que realizava um belo trabalho de formação de parteiras espirituais e acompanhantes de parto.

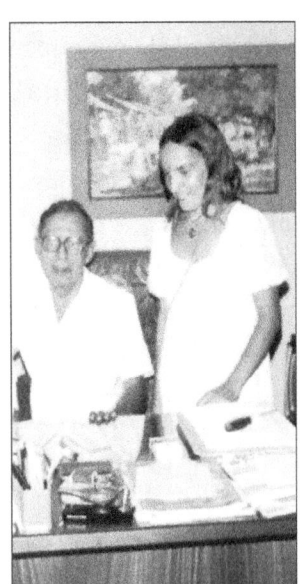

Um registro do estágio feito por Fadynha na Maternidade-Escola Assis Chateaubriand, em Fortaleza, em fevereiro de 1980, quando o diretor era o Dr. Galba de Araújo – um dos pioneiros no Brasil na humanização do parto. Na foto, ela aparece com o saudoso médico.

Neste estágio, Fadynha conhece os banquinhos de parto usados pelas parteiras tradicionais do Nordeste. Apesar de na sala de parto haver todo o equipamento necessário para o parto normal, as parteiras e as parturientes preferiam usar este banquinho, aproveitando a mesa obstétrica apenas como um apoio.

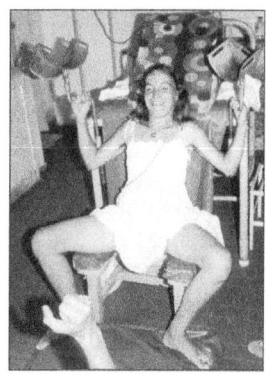

Tudo isso aconteceu ao mesmo tempo. E gerou o que é chamado de *busca pelo melhor para a mulher e para o bebê*, que é o conceito de humanização do parto. No início dos anos 80, surgiram as primeiras pesquisas sobre o assunto e, com base nessas comprovações científicas, as primeiras recomendações da Organização Mundial da Saúde (OMS) sobre os benefícios de um parto humanizado (datadas, precisamente, de 1985). E tudo culminou com a publicação[1], em 1996, de um guia da OMS[2]. Nele, há referências diretas às doulas:

> A doula fornece apoio emocional, consistindo de elogios, reafirmação, medidas para aumentar o conforto materno, contato físico, como friccionar as costas da parturiente e segurar suas mãos, explicações sobre o que está acontecendo durante o trabalho de parto e uma presença amiga constante. [...] O apoio reconfortante constante de uma pessoa envolvida diminuiu significativamente a ansiedade e a sensação de ter tido um parto difícil, numa avaliação feita por puérperas 24 horas após o parto. Também teve um efeito positivo sobre o número de mulheres que continuavam a amamentar seis semanas após o parto.

---

[1] ODENT, Michel. *A cientificação do amor*. Florianópolis - SC: Saint Germain, 2002.

[2] ORGANIZAÇÃO MUNDIAL DA SAÚDE. *Assistência ao parto normal: um guia prático*. Genebra - Suiça, 1996.

Este guia é o primeiro documento oficial a enaltecer o papel das doulas no parto, informando que a parturiente pode ser acompanhada por esta profissional durante o trabalho de parto. Ele ainda contém resultados de algumas pesquisas, que afirmam que a atuação das doulas é capaz de encurtar o trabalho de parto, reduzir significativamente as medicações, a analgesia peridural, as operações cesarianas e os escores de Apgar abaixo de sete[3]. Não é à toa, portanto, que o papel dessas *acompanhantes de parto* está voltando a ser estimulado nos grandes centros de todo o mundo, porque a própria Ciência já reconheceu que, o que era feito espontaneamente pelas mulheres desde os tempos mais remotos, é, de fato, um grande apoio para as gestantes alcançarem um parto mais rápido, mais saudável e mais feliz.

Uma serva que dá apoio físico, emocional, energético e espiritual

Mas, afinal, por que foi dado esse nome tão diferente para as *acompanhantes de parto*? Doula é uma palavra de origem grega, que significa serva. As doulas são, portanto, mulheres que *servem* outra mulher durante o parto. Atualmente, este nome é usado mundialmente para designar estas pessoas que se dedicam a ajudar no momento de se dar à luz. No Brasil, chegou a ser cogitado chamá-las de *comadres* – porque, na maioria das vezes, quem exercia a função de doula eram as comadres, dispostas a auxiliar a madrinha de seus filhos a ter seu próprio filho. Mas o nome não foi adotado, porque poderia causar confusão.

---

[3] O índice de Apgar avalia cinco sinais do recém-nascido – freqüência cardíaca, tônus muscular, respiração, reação a estímulos e cor – no primeiro e no quinto minutos de vida, atribuindo a cada um deles uma pontuação, com a nota máxima 10.

A verdade é que, independentemente do nome, muitas mulheres são doulas e sequer o sabem. No interior do Brasil elas sempre existiram, e continuam a existir em pleno século 21! E não é por acaso que as parturientes de todo o mundo – desde a Antiguidade até os dias de hoje – beneficiaram-se com a presença das doulas no parto. A humanidade sempre precisou do apoio e do amparo de uma pessoa que incentivasse nos momentos trabalhosos que antecedem o nascimento. Esse papel sempre foi exercido por uma mulher, a energia feminina que a gestante necessita. O parto é uma experiência bastante forte física e energicamente. No instante em que a doula segura a mão da parturiente e diz: "Estou aqui, pode contar comigo", ela está doando energia. Energia de uma mulher para outra mulher, que sabe exatamente o que está acontecendo ali, porque, na maioria das vezes, já passou por isso.

Na verdade, a doula é uma pessoa que está presente no trabalho de parto para auxiliar em vários aspectos, dando, além do apoio físico e energético, também emocional e espiritual. Fisicamente, a gestante precisa de alguém para ajudá-la a suportar todo o desgaste do parto, principalmente durante as contrações, que costumam ser bastante dolorosas. Nesse momento, a doula participa com massagens na região lombar e aplica outras técnicas para o alívio da dor, e também pode colocar a parturiente para andar e fazer exercícios. O apoio energético, como já foi dito, vem do fato de a doula segurar nas mãos da gestante. Este simples ato promove uma troca profunda de energias.

O apoio emocional, por sua vez, acontece quando, nas difíceis horas do trabalho de parto, a mulher sente-se amparada e protegida por ter alguém ao seu lado dando-lhe apoio. Alguém para dizer que todo aquele processo tem começo, meio e fim. Que aquela dor passa. Até porque, há um momento em que a gestante acha que não vai mais suportar tanto esforço, e pensa até em desistir do parto normal – é a chamada *hora da covardia*. É quando a doula lhe dirige palavras de incentivo, como: "Você pode, você consegue, você é superior a esta dor, o bebê já está nascendo...". E é por tudo isso que a doula também oferece um apoio espiritual, porque atua como um anjo da guarda da parturiente. Ela encarna a mãe divina, com seu aspecto protetor. Ao oferecer amparo à mulher, é como se fosse uma mãe dizendo: "Minha filha, você vai conseguir, você pode."

Marshall Klaus realizou um estudo, na Suíça, em que prova essa incrível relação entre doula e parturiente. Ele constatou que a doula, quando está interagindo com a mulher, consegue aumentar o nível de ocitocina (hormônio que promove as contrações e a produção do leite materno) não apenas na parturiente, mas também em si própria. Assim, enquanto trabalha, a doula é capaz até de produzir leite, mesmo que não esteja amamentando.

Por conta desse apoio integral que as doulas oferecem à gestante, não raro logo após o parto a parturiente já esqueceu de toda a dor que sentiu. E quando está com seu bebê nos braços, direciona toda a sua energia e seu amor para ele. É tão curioso esse esquecimento instantâneo, que inúmeras mulheres que são acompanhadas por uma doula costumam dizer, ainda na sala de parto: "No nascimento do meu próximo filho, quero ter uma doula comigo novamente." Ou seja, elas não se importam para o fato de que precisarão passar, de novo, por tudo aquilo.

Doula não é médica, parteira e nem acompanhante

Apesar de todos os benefícios que as doulas oferecem à mulher durante o trabalho de parto, é importantíssimo salientar: elas não substituem o médico, a enfermeira-obstetra, a parteira e/ou o acompanhante. A doula vem a somar com sua valiosa ajuda, e jamais a subtrair qualquer outro profissional vinculado ao nascimento. Para acabar com toda e qualquer confusão em relação a esse assunto, vamos esclarecer o papel das outras pessoas envolvidas no parto, além da doula.

OBSTETRA – Toda a responsabilidade das decisões compete a ele. Portanto, é o obstetra quem toma as decisões no parto, e não a doula. Embora, algumas vezes, pareça distanciado da parturiente, ele age assim porque precisa raciocinar para tomar a decisão certa, no momento certo. Mas, claro, sem que deixe de ser humanizado. Às vezes, ele precisa fazer manobras radicais durante o parto e, se estiver envolvido emocionalmente, pode não conseguir. É por isso que quando um obstetra vai ser pai normalmente solicita que outro profissional realize o parto.

PARTEIRA E ENFERMEIRA-OBSTETRA (PARTEIRA FORMADA) – Elas têm condição de realizar o parto, porque possuem conhecimento técnico e treinamento para tanto, mas não podem realizar cesarianas. Assim como os obstetras, também precisam tomar decisões. Por isso, assumem uma responsabilidade muito grande. Já a doula não tem que assumir responsabilidade alguma, porque ela está lá, simplesmente, para servir de apoio à mulher.

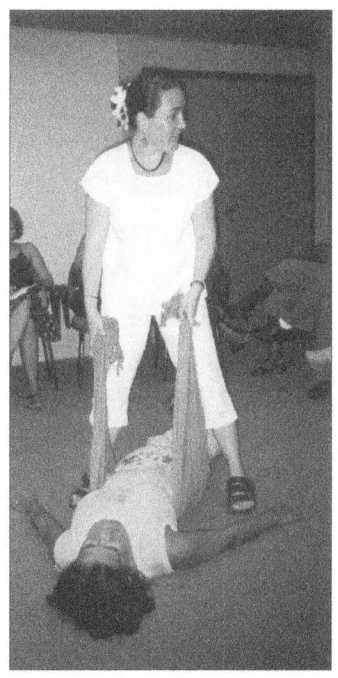

Em *workshop* oferecido na Secretaria Municipal de Saúde do Rio de Janeiro, a parteira mexicana Naolí Vinaver demonstra manobras que podem ser feitas com o *rebozo* durante o trabalho de parto.

ACOMPANHANTE – Trata-se do marido, da amiga, da mãe ou qualquer outra pessoa escolhida pela gestante para estar com ela no parto. É um personagem fundamental também, pois representa a segurança, o elo dela com a família. Ao contrário da doula, o acompanhante tem envolvimento emocional com a parturiente (principalmente o marido).

É por isso que a antropóloga americana Robbie Davis-Floyd considera a doula, às vezes, mais importante do que o próprio pai, que no momento está *parindo* com a mulher, totalmente sensibilizado. Ele teme que algo aconteça com sua mulher e o bebê. Isso não ocorre com a doula, que pode prestar um auxílio mais expressivo. Vários pesquisadores, como Kennell, Keinan, Katz e Nolan, compartilham dessa opinião. Em vários estudos, eles concluíram que a presença do companheiro exacerba o estresse da mulher durante o trabalho de parto e o parto, e que o pai desempenha um papel diferente ao da doula, por ter seu próprio investimento emocional no nascimento do filho.

Os pesquisadores B. Chalmer e W. Wolman[4] publicaram um artigo no qual revisaram vários estudos que versavam sobre o apoio das doulas, capacitadas ou não. Concluíram que, de todas as pessoas, como marido, mãe, alguém da família, amigos e até mesmo a equipe médica do hospital, que poderiam dar suporte à mulher no trabalho de parto, o mais eficiente e útil é o das doulas.

Outro artigo interessante é o de L. M. Berry[5], no qual o cientista observou o comportamento de 40 pais durante o trabalho de parto de suas mulheres. O resultado foi o de que eles apenas ajudaram as parturientes nos exercícios respiratórios durante o pico do trabalho de

---

[4] CHALMER, B.; WOLMAN, W. Suporte social no parto. *Psyctosom Obstetric Gynaecologie*, mar. 1993.

[5] BERRY, L. M. Expectativas realísticas no suporte ao parto. *Journal of Obstetric, Gynecologie and Neonatal Hursing*, set. / out., 1988.

parto. Além disso, o tempo todo tentaram disfarçar seus sentimentos (por estarem estressados e emocionalmente envolvidos com a situação), preocupados com a falta de utilidade que estavam tendo no parto.

Esses estudos, porém, não significam que a figura paterna deva ser descartada da sala de parto. Ela é importante para apoiar a parturiente e poderá, até, ajudar a doula em alguns exercícios. Os pesquisadores Klaus e Kennell[6] comentaram a respeito ao fazerem uma revisão de 11 estudos com doulas, verificaram que, quando elas estão presentes no parto, os pais oferecem um suporte mais pessoal à mulher.

Mesmo assim, será a doula – e não o pai – a principal responsável pelas técnicas de alívio da dor e facilitação do nascimento. Para tanto, não há necessidade de ela ter um conhecimento técnico sobre o parto. O importante mesmo é o conhecimento básico do que pode ser feito. Ela realizará seu trabalho tendo como base o diagnóstico do médico, da parteira ou da enfermeira-obstetra. Se eles disserem: "A parturiente está sem dilatação", a doula utilizará recursos que vão favorecer o aumento da dilatação na mulher.

A doula, na verdade, precisa ser bem discreta no parto. Deve falar baixinho, no ouvido da gestante, sem incomodar nenhum dos outros profissionais que estejam à volta dela. O trabalho dessa preciosa acompanhante de parto necessita ser o mais silencioso possível, ser percebido apenas pela mulher. Esta é a melhor forma de a doula atuar, respeitando a paz e a tranquilidade desse momento lindo que é o nascimento.

---

[6] KLAUSS; KENNEL. Doula: ingrediente essencial na redescoberta do nascimento. *Acta Paediatric*, out. 1997.

2. Doulas: missão de resgate ao parto normal

NOS ANOS 70 E 80, OS PARTOS HUMANIZADOS ERAM RARIDADE. CONTUDO, a maior parte das mulheres ainda tinha seus filhos de parto normal – embora, também nesse período, já estivessem aumentando os índices de cesarianas desnecessárias. Só que, nos anos 90, houve uma banalização das cesáreas, que eram feitas indiscriminadamente. Resultado: durante 30 anos, o Brasil manteve-se como recordista nesse tipo de parto.

Está aí, portanto, mais um motivo para que as doulas voltem a fazer parte da rotina dos nascimentos: elas são grandes incentivadoras do parto normal. E, mais do que isso, conseguem fazer com que as mulheres percam o medo dessa forma de dar à luz.

Sim, as gestantes atualmente estão com medo de ter parto normal. Isso porque as mulheres foram ficando cada vez menos donas de seus corpos e de seus partos, graças à intervenção crescente dos obstetras. Hoje, o nascimento está bastante medicalizado, e a mulher vem perdendo cada vez mais o contato com seus instintos naturais para parir. Em algumas maternidades particulares de nosso país, chega-se ao índice absurdo de 95% dos partos serem cesarianas! Mas não deveria ser assim, porque apenas 10% das mulheres não conseguem, por alguma razão, ter parto normal. É uma distorção bem grande, uma inversão de valores! A grande maioria, portanto, tem condições de experienciar um parto ótimo, sem transtornos, natural.

Esta triste realidade, no entanto, foi sendo construída nos últimos anos às custas de uma propaganda enganosa de que a cesariana é o melhor para a mulher. Houve muita campanha silenciosa, nos consultórios, dizendo que a cesárea não traz dor, que a recuperação do corpo acontece de forma mais rápida e que há menos riscos. Mas é bem assim: por ser uma cirurgia, oferece maiores riscos para a mãe e para o bebê. E o corpo demora bastante para voltar ao normal. Além disso, a cesariana dói muito. Evidentemente, não na hora, quando está anestesiada, mas depois, e por vários dias. Como consequência, terá que ser medicada com analgésicos e antiinflamatórios, que passam para o leite e são ingeridos pelo bebê – apesar de os especialistas afirmarem para ela que isso não acontece.

Todos esses fatos, porém, não costumam ser divulgados às gestantes. E como a maioria delas tem medo de sentir dor, acaba realmente optando pela cesariana. Afinal de contas, o modelo de parto normal que hoje existe é realmente de apavorar. Nos hospitais públicos, a mulher em trabalho de parto geralmente é deixada sozinha, deitada numa cama. Na maioria das instituições, ela não entra com um acompanhante, embora seja lei em vários Estados. Fica, portanto, naquele ambiente hospitalar, sem conhecer ninguém, sendo tratada friamente pelos profissionais. É, simplesmente, uma parturiente a mais. E não costuma ser tratada pelo nome, apenas como a *mãezinha do leito* X. Mas, felizmente, isso já começou a mudar, graças a algumas instituições e a alguns profissionais das secretarias de estado e município, e do próprio Ministério da Saúde, que estão propiciando essas transformações.

Nestas mulheres, são feitas a lavagem intestinal e a raspagem dos pelos pubianos. E, em suas veias, é aplicado um soro com ocitocina – hormônio acelerador do parto, e que provoca dores horríveis. Elas não recebem qualquer orientação para ficar em movimento, o que alivia bastante o desconforto das contrações. Para completar, os médicos estouram a bolsa d'água, o que deve ser feito apenas sob alguma indicação clínica. Todas essas atitudes não visam o bem-estar da gestante, e sim um nascimento rápido. Desse modo, um parto que poderia durar 12 horas é abreviado para muito menos, e a duras penas... É um estresse muito grande para a mulher e para o bebê.

E, finalmente, quando ela é encaminhada para a sala de parto, é colocada em mesas iguais às de exames ginecológicos, com as pernas para cima – muitas vezes, amarradas! –, sem a anestesia peridural. Geralmente, os médicos fazem o corte no períneo (episiotomia) e a compressão em sua barriga (manobra chamada *Kristeller*), para que o bebê nasça logo. Nos hospitais privados, essa realidade não se altera muito. O que difere é o tratamento oferecido – cercado por mais conforto e mordomias – e a aplicação da anestesia peridural. Mesmo assim, é comum os médicos dizerem à parturiente: "Você quer mesmo continuar com este sofrimento? Não quer que eu abrevie isso?". E daí oferecem como alternativa a operação cesariana, como se fosse um bem de consumo.

Obviamente, qualquer mulher que esteja passando por uma experiência dolorosa como essa acaba optando pela cesárea. Diante de todo esse sofrimento, a gestante perde o controle e acaba entregando-se, pedindo para que seja feita a cirurgia. De acordo com esse quadro, o parto normal, na verdade, é um gerador de dor. Mas é aí que entra a humanização do nascimento. Existe toda uma campanha para transformar o parto num momento agradável, em que a mulher se sinta apoiada, segura. E que mesmo com dor, ao final esteja se sentindo feliz, porque sabe que foi feito o melhor para ela e para o bebê.

Por outro lado, é importante desmistificar essa questão da dor no parto. Ela não é igual à dor de uma doença: tem início e fim, e ainda conta com intervalos. Já uma dor de dente, por exemplo, *tortura* a pessoa o tempo todo e, ainda por cima, só passa depois que se toma um medicamento (ou até mesmo se extrai o dente). Além disso, a dor do parto tem uma função muito importante: alertar a mulher de que chegou a hora de seu bebê nascer, e de que ela precisa procurar um local seguro, buscar as pessoas competentes para ajudá-la e chamar seu companheiro ou alguém de sua família para acompanhá-la.

Suponha o contrário: a gestante estaria andando pela rua e, de repente, seu bebê simplesmente começaria a nascer, sem que ela sentisse qualquer sinal que pudesse alertá-la. Ela correria sérios riscos de ter seu filho num lugar perigoso, e os dois estariam sujeitos a contrair infecções. Portanto, é o momento de as mulheres reverem seus conceitos sobre a dor do parto. É preciso encará-la como uma aliada, sem se apavorar! Para tanto, basta aprender como controlá-la. Ao longo deste livro, estarão descritos vários métodos não-farmacológicos de alívio da dor, como massagens, respiração, exercícios e uso de terapias holísticas. Todas essas opções estão ao alcance da doula, que as utilizará com a parturiente para fazer com que ela viva o parto de forma positiva, com o mínimo de dor possível (ou até mesmo sem dor, como é descrito por algumas mulheres no Capítulo 10).

Outra prova prática de que o parto normal pode ser um momento sem sofrimento é o trabalho que foi realizado por doulas voluntárias e estagiárias do Curso de Doulas que acompanham o trabalho de parto e o parto, em maternidades da rede pública do Rio de Janeiro. O resultado é que essas gestantes se sentem emocionadas por estar recebendo apoio, massagens, atenção... São atitudes que elas não estão acostumadas no dia a dia, muito menos durante o trabalho de parto, e que surtem um efeito positivo sobre a *chamada* dor. Por conta disso, já há mulheres falando para suas amigas sobre essa gratificante vivência. Isso é resultado de uma feliz experiência que a gestante guarda como lembrança do parto e vai querer que outras mulheres vivam o mesmo. A presença das doulas voluntárias nos hospitais públicos faz uma grande diferença. E quando todos perceberem o quanto é benéfico ter uma doula no parto, ela passará a ser bastante valorizada.

Praticando a humanização

E por que tanta valorização? Porque as doulas estão ajudando na humanização dos partos! Quando elas acompanham uma parturiente, utilizam vários recursos naturais para facilitar o nascimento e afastar as dores. E todo o carinho e amor que oferecem fazem com que a gestante veja o parto como algo tranquilo. O principal diferencial de um parto acompanhado por uma doula, de um que seja apenas assistido pela equipe médica, é que ela jamais deixa a gestante ficar deitada numa cama. A doula coloca a parturiente para movimentar--se – o que, comprovadamente, diminui as dores – e a ajuda a ficar numa posição confortável. Jamais na horizontal, a não ser que seja indispensável ou desejado pela parturiente.

No momento do nascimento, a doula auxilia a mulher a fazer valer o seu direito de escolher como deseja dar à luz – que deve ser informado previamente –, se de cócoras, de quatro, ou verticalizada na cama do hospital. Será a posição que seu corpo escolher como a melhor. E o obstetra precisa respeitar. Isso porque o conceito de parto humanizado é *dar direito de escolha à mulher* – o que, numa tradução grosseira do inglês (mas que já vem sendo amplamente utilizada), também é chamado de *empoderamento* da mulher. No parto com a doula, ela ajudará a gestante a exercer sua feminilidade e seu instinto. E agindo com seu cérebro mais primitivo, a mulher saberá escolher o que é melhor para ela.

Entre essas escolhas, poderá optar em não ser raspada, não ser cortada, não passar por lavagem intestinal e não receber soro com ocitocina. Afinal, estudos da OMS (Organização Mundial da Saúde) já comprovaram que esses procedimentos são dispensáveis, a não ser que tenham alguma indicação médica. Diante disso, surge uma dúvida: mas como é possível evitá-los, se costumam acontecer corriqueiramente nos partos? Para a parturiente lutar por seus direitos, é preciso estar de posse de informações. Vejamos, portanto, as razões para que esses procedimentos não sejam feitos rotineiramente.

Raspagem dos pelos (tricotomia) – Antigamente, acreditava-se que manter os pelos pubianos durante o parto era anti-higiênico, e que raspá-los evitava infecções. Hoje já se sabe, por outro lado, que no local onde os pelos foram raspados com gilete surgem microcortes na pele, imperceptíveis a olho nu. E estes cortes são focos prováveis de infecções. Mesmo que a mulher se depile em casa, os poros também ficam abertos. Isso sem falar no pós-parto: quando os pelos começam a crescer, coçam, encravam e incomodam. E como ela está usando absorventes e fica muito tempo sentada para amamentar, cria um ambiente abafado, que facilita o surgimento de infecções. Por tudo isso, para o trabalho de parto, basta que os pelos pubianos sejam aparados.

Episiotomia – Já foi comprovado cientificamente que o corte no períneo não ajuda o nascimento, não previne a ruptura do períneo e nem o suposto afrouxamento vaginal provocado pela passagem do bebê pelos genitais, como sempre se pensou. Ao contrário: causa desconfortos e muito mais danos à mulher, já que pode vir a infeccionar. O períneo apresenta uma elasticidade natural, justamente para o parto. O que a mulher pode fazer para auxiliar em seu fortalecimento é preparar a região com massagens durante a gravidez e também com a prática de exercícios específicos (também depois do parto, o que garante o retorno da elasticidade vaginal).

Além disso, na hora da expulsão do bebê, pode-se evitar o rompimento do períneo com respiração adequada. E a doula saberá exatamente orientar a mulher nesse momento, para que ela não faça força – com a ajuda da respiração, o bebê sai deslizando, devagarzinho, sem rompimentos. Isso foi provado pelos pesquisadores E. D. Hodnett e R. W. Osborn[1] ao revelarem que mulheres assistidas por uma doula no trabalho de parto tiveram a maior taxa de períneos intactos, em comparação com parturientes atendidas apenas por enfermeiras do hospital.

---

[1] HODNETT, E.D.; OSBORN, R.W. Birth, dez. 1989.

Essa questão do abuso das episiotomias está ganhando proporções cada vez maiores, a ponto de ter sido criada, em 12 de junho de 2003, a *Campanha Nacional da ReHuNa pela Abolição da Episiotomia de Rotina*. Os profissionais da Rede pela Humanização do Parto e Nascimento baseiam-se em diversas evidências científicas para hastear essa bandeira, como o fato de que a episiotomia só tem indicação para ser utilizada entre 10% a 15% dos casos (atualmente, na América Latina, sua prática é de mais de 90% dos casos). Estes são os resultados de alguns estudos sobre o assunto:

- O uso rotineiro e desnecessário da episiotomia na América Latina desperdiça cerca de 134 milhões de dólares só com o procedimento, sem contar as despesas com as freqüentes complicações (Tomasso et al., 2002).

- Vários estudos revelam que a episiotomia e a posterior costura provocam dor intensa. Mesmo nos serviços em que as mulheres não têm acesso à anestesia adequada, elas têm que enfrentar esses e outros procedimentos altamente dolorosos. Nessas situações, as mulheres frequentemente gemem e choram de dor "do primeiro ao último ponto" (Alves e Silva, 2000).

- Mesmo sem o conhecimento das evidências científicas, muitas mulheres sentem-se injustiçadas por essa violência física e emocional. Inúmeras sofrem mutilações severas e dificilmente reversíveis. Esses casos de aleijões genitais vão depois compor a demanda de outro profissional, o cirurgião plástico especializado em corrigir genitais deformados por episiotomias (Diniz, 2000).

Lavagem intestinal (enema) – Alguns obstetras ainda costumam solicitar que a mulher, ao chegar na maternidade, seja submetida à lavagem intestinal, para evitar que evacue ao fazer força durante o trabalho de parto. Mas isso é dispensável, porque, mesmo com a lavagem, praticamente todas as mulheres evacuam no trabalho de parto. Só que elas nem percebem o que estão fazendo. E não é preciso ter constrangimento quanto a isso, porque a equipe médica já está habituada com a situação e realiza a limpeza imediatamente. A única indicação real para a lavagem é quando a gestante sofre de prisão de ventre crônica, porque as fezes secas atrapalham, formando um obstáculo para o bebê nascer. Mesmo assim, ela pode adotar recursos alimentares (tomar suco de mamão, comer ameixa...) para amenizar o problema quando estiver no nono mês de gravidez ou até mesmo, no início do trabalho de parto, usar um supositório de glicerina para evacuar em casa. De qualquer forma, a gestante deve conversar com seu médico a respeito.

Soro com ocitocina – Durante o trabalho de parto, não há a necessidade de a mulher receber soro algum na veia como rotina, muito menos com ocitocina. Uma das indicações para isso é quando ela estiver apresentando contrações fraquíssimas, sem andamento do parto. Este procedimento, portanto, não deve ser rotineiro.

Diante de todas essas evidências avalizadas pela própria OMS, o papel da doula será o de informar à gestante sobre os caminhos que ela pode escolher para dar à luz da forma mais humanizada possível. Inclusive, isso é possível numa cesariana, já que a doula também pode estar presente nestas cirurgias. Ela pode, por exemplo, estar acompanhando um parto normal e ele se transformar numa cesárea. E também pode ser convocada para auxiliar a gestante que possui uma indicação precisa de cesariana.

Nesses dois casos, a doula trabalha para que a cesariana ganhe traços de humanização. Ela deve dar todo o apoio para a mãe, espantando seus medos e suas inseguranças. E pode, por exemplo, pedir que os médicos diminuam a luz no momento em que o bebê estiver nascendo, que abaixem o pano para que a parturiente consiga vê-lo e que deixem um de seus braços livre para que ela possa tocar seu filho. São atitudes simples, mas que não costumam fazer parte da rotina fria das cesarianas. A doula, portanto, rompe essa frieza. O aumento da participação das doulas no parto não deve ser motivo para afastá-las da mãe, ao contrário. Esse é o momento que a mulher mais precisa dela! Mas sempre mantendo o devido respeito aos profissionais presentes, sem interferir ou atrapalhar na execução de seus trabalhos.

Pesquisas comprovam o papel fundamental das doulas

Além do resgate ao parto normal, há muito mais vantagens em se ter uma doula durante o nascimento. Aliás, um pouco disso já dissemos, inclusive em relação ao fato de que a ajuda das doulas vem-se mostrando fundamental desde os primórdios da humanidade. Mesmo assim, convencer o homem do terceiro milênio de que o antigo papel dessas mulheres pode – e deve – ser incorporado no ambiente de parto (hospitalar ou domiciliar) não é nada fácil. Mas, para auxiliar nesta mudança de opinião, vários cientistas têm desenvolvido trabalhos que comprovam a eficácia das doulas nos partos – e, ao longo deste livro, citamos apenas alguns deles. E é graças a essas pessoas que a OMS e o Ministério da Saúde também estão revendo suas formas de pensar, apoiando intensamente a participação da doula capacitada em salas de pré-parto e parto.

R. Sosa[2] publicou os resultados de sua pesquisa que comparou 33 mulheres que receberam a ajuda de uma doula no trabalho de parto com

---

[2] SOSA, R. *New England Journal of Medicine.* 1980.

103 que não contaram com esse apoio. O pesquisador demonstrou que as parturientes que desfrutaram da assistência e do suporte afetivo da doula conseguiram ter partos mais curtos, com duração, em média, de oito horas – enquanto as outras demoraram cerca de 19 horas para dar à luz. Além disso, essas mulheres, após o parto, mostraram-se: mais despertas; mais sorridentes para o bebê; mais dispostas a massagear seus bebês; mais comunicativas com seus bebês.

Em 1991, Klaus & Kennell[3] realizaram uma pesquisa nos Estados Unidos na qual obtiveram os seguintes resultados em relação à utilização do suporte emocional das doulas: houve redução de 50% no índice de cesariana e 75% no índice de aplicação de anestesia peridural. Com base nesses dados, concluíram que poderia haver uma redução de dois bilhões de dólares por ano nos custos com atendimento hospitalar, se cada mulher tivesse o suporte emocional providenciado por uma acompanhante de livre escolha.

Dois anos depois, os mesmos pesquisadores publicaram o *Mothering the mother*[4] (que poderia ser traduzido como *Maternagem da mãe*), estudo no qual apontaram os resultados globais da presença das doulas nos partos. Veja o que acontece:

- Redução de 50% no índice de cesarianas.

- Redução de 25% na duração do trabalho de parto.

- Redução de 60% nos pedidos de analgesia peridural.

- Redução de 40% no uso de ocitocina.

- Redução de 30% no uso de analgesia peridural.

- Redução de 40% no uso de fórceps.

---

[3] KLAUS & KENNELL. Periódico, Houston, 1991.
[4] KLAUS & KENNELL. *Mothering the mother*, Periódico, 1993.

Em 1994, o protocolo *Active Management* – utilizado em Dublin, na Irlanda – foi revisado pelos pesquisadores Thornton & Litford, e eles demonstraram sua eficácia na redução da incidência de cesarianas. E o mais interessante, é que os revisores fizeram questão de destacar: "O ingrediente realmente efetivo parece ser a presença de uma acompanhante durante o trabalho de parto, em vez da utilização da amniotomia (romper a bolsa d'água) e do uso de ocitocina."

Trazendo estes valiosos trabalhos para a realidade brasileira, vale a pena citar a pesquisa *Parto, aborto e puerpério – assistência humanizada à mulher*, feita pelo Ministério da Saúde, em 2001. Foram avaliados 14 ensaios clínicos, envolvendo mais de cinco mil mulheres de países tanto desenvolvidos quanto em desenvolvimento, e se chegou à conclusão de que a presença das doulas nos partos esteve associada à:

- Redução da necessidade de medicação para alívio da dor.

- Redução do índice de partos vaginais operatórios.

- Redução no índice de cesarianas.

- Redução da depressão neonatal.

- Leve redução na duração do trabalho de parto.

- Menor incidência de depressão pós-parto.

- Maior índice de sucesso na amamentação com seis semanas de observação posterior ao parto.

Mesmo assim, ainda há quem questione a atuação das doulas.

Apesar de tantas comprovações científicas, ainda há muitas pessoas em dúvida se a presença das doulas junto à parturiente é realmente tão importante assim. Geralmente, são pessoas que acham que já há gente demais na sala de parto – seja o obstetra, a enfermeira obstetra, a parteira ou mesmo o pai da criança que vai nascer. Essas pessoas carregam alguns questionamentos arraigados na pura falta de informação: pensam que a doula vai atrapalhar no parto, interferindo no processo. Mas a doula bem preparada não atrapalha ninguém, ao contrário, ela sabe exatamente o que fazer, e até onde pode ir. Seu diferencial está em seu apoio contínuo, o qual nenhum outro profissional pode dar sem isenção, já que eles precisam estar pensando nas decisões a serem tomadas com o parto.

Essa barreira que se criou para evitar a atuação das doulas deve-se ao domínio médico na sala de parto e na própria parturiente. Isso foi afastando as parteiras, que sempre foram as responsáveis oficiais pelo nascimento. Mas agora, por indicação da OMS, elas estão retomando seus lugares. Países mais avançados, como Holanda, Japão, Inglaterra e Alemanha, estão optando pelas parteiras. Até os Estados Unidos iniciaram este resgate ao nascimento não-hospitalar. Portanto, enquanto o Brasil ainda está indo para o hospital, muitos países estão voltando para casa, mostrando que o melhor é a humanização. De qualquer forma, no Brasil estão surgindo, ainda que timidamente, as primeiras casas de parto (fora das maternidades, mas próximas a elas – no caso de alguma complicação, o obstetra é acionado) e os centros de partos normais (dentro das maternidades), nos quais só atuam enfermeiras-obstetras.

Apesar do retorno de parteiras e enfermeiras-obstetras ao comando dos nascimentos, muitas delas ainda não cederam ao grande auxílio que as doulas podem oferecer. Talvez isso se deva ao fato de que, se já está difícil elas próprias conquistarem um espaço junto aos obstetras, como é que ainda vão incentivar a presença de mais uma pessoa no parto? Pelo menos esta é a conclusão de inúmeros internautas que fazem parte da lista de discussão *Parto Natural*, em que sempre surge este tema. Mas, novamente, é importante salientar: a doula não substitui ninguém. Ela só tem a acrescentar, para que o nascimento ocorra da melhor forma possível.

O que se precisa tornar público é que a doula pode ser um verdadeiro anestésico durante o trabalho de parto. Ela vai tirar essa conotação de dor do parto, de momento terrível. Um estudo realizado por Simkin e O'Hara[5] ilustra bem esta realidade. Nele, as pesquisadoras concluíram que o suporte contínuo ao trabalho de parto oferecido por uma "pessoa leiga treinada" (entenda-se, uma doula) provê alívio da dor.

Entre as atitudes deste suporte, Simkin e O'Hara descreveram: banhos, toques e massagens, conforto físico e emocional, movimentação da gestante, orientação e apoio ao parceiro da parturiente, informação e facilitação da comunicação entre a mulher e a equipe médica. Sobre o efeito dos banhos nas parturientes, elas concluíram que se trata de "um método seguro, popular e promissor de alívio temporário da dor". E quanto às massagens durante o trabalho de parto, Simkin e O'Hara informam: "elas podem aliviar a dor, reduzir a ansiedade e aprimorar o progresso do parto, sem riscos".

Os resultados dessa pesquisa são bastante oportunos, porque um outro trabalho científico aponta diversas ameaças vindas da anestesia peridural – recurso utilizado rotineiramente nos partos normais para cessar a dor. O trabalho realizado por Lieberman e Leighton[6] concluiu que a aplicação de anestesia peridural pode:

- Diminuir as chances de nascimento espontâneo (parto normal).

- Aumentar a duração do trabalho de parto.

- Aumentar o uso de ocitocina.

- Provocar hipotensão materna.

- Aumentar as chances de uso de instrumentos no parto.

---

[5] SIMKIN, Penny; O'HARA, Mary Ann. *Relief of pain during labor: systematic reviews of five methods.* American Journal of Obstetrics and Gynecology, maio, 2002.

[6] LIEBERMAN, Ellice; LEIGHTON, Barbara L. *The effects of epidural analgesia on labor, maternal and neonatal outcomes: a systematic review.* American Journal of Obstetrics and Gynecology, maio, 2002.

- Aumentar os riscos de infecção neonatal.

- Aumentar os riscos de febre materna.

- Aumentar o acontecimento de lacerações de terceiro e quarto graus no períneo.

- Ter forte associação com casos de hiperbilirrubinemia.

- Estar associada a problemas com o bebê, como hipotonia após o nascimento.

Diante de tantas conclusões alarmantes, tudo indica que o melhor anestésico para a parturiente encontra-se na atuação da doula. Ela fará com que a mulher comece a ver o parto normal, realmente, como a melhor forma de ter seu bebê. Sem medo da dor! Mesmo quando a mãe não tiver uma boa experiência, vai ficar com a sensação positiva de ter sido bem amparada e conduzida, propiciando uma mudança de mentalidade e de paradigmas. E, diante disso, servirá como grande aliada dos órgãos públicos e privados que trabalham com nascimento. Só resta, no entanto, que todos entendam que a atuação de uma doula não colocará em risco a posição de nenhum dos profissionais envolvidos num parto. Será, apenas, uma ferramenta a mais – indispensável, talvez – para que aconteçam nascimentos mais saudáveis e mais felizes. E, segundo alguns especialistas envolvidos em humanização do parto, talvez seja essa a saída para diminuir os altos índices de cesarianas desnecessárias.

3. Procedimentos de uma doula

PARA QUE SE ESCLAREÇA BEM ESSA QUESTÃO DE QUE A DOULA NÃO VAI atrapalhar as atividades dos profissionais envolvidos no parto, é importante estabelecer, de uma vez por todas, seus limites, delimitando seu campo de ação.

Como já mencionamos, a doula poderá desenvolver algumas tarefas, como: dar apoio à parturiente durante todo o trabalho de parto, transmitindo-lhe palavras de incentivo de forma bastante silenciosa, dirigidas exclusivamente a ela; segurar a mão da parturiente; realizar massagens (manual ou com massageadores); colocar a futura mamãe para andar; orientar exercícios físicos (alguns realizados com a ajuda de bolas de fisioterapia ou outros utensílios similares) e respiratórios; aplicar bolsas de água quente nas regiões doloridas; levar a parturiente para tomar banhos quentes, relaxantes, no chuveiro ou na banheira.

Tudo isso se justifica: aliviar as dores e fazer com que o trabalho de parto aconteça de forma mais rápida. O fato de incentivar que a mulher não fique sentada ou deitada, por exemplo, é para evitar que as dores piorem e que o parto demore. Os exercícios, igualmente, realizam essas funções. E os banhos no chuveiro ou na banheira, por mais simples que pareçam, também exigem a orientação da doula. Com sua experiência, ela saberá exatamente o momento certo para que a grávida os tome. Se estiver no início do trabalho de parto ou se estiver muito lento, o banho não é indicado porque atrasa a progressão. Só quando estiver em franco andamento, ou seja, quando as contrações ficarem cada vez mais fortes, é que a doula conduzirá a mulher ao chuveiro ou à banheira, proporcionando--lhe grande alívio.

Vale lembrar que a doula será de grande ajuda para dar suporte emocional. Ao incentivar a gestante, fará com que ela perca o medo do parto. E, por incrível que pareça, elevará sua autoestima, nesse momento em que se sente tão fragilizada. Com palavras de estímulo, massagens e exercícios, a doula faz com que o organismo da mulher libere cada vez mais endorfinas – hormônios produzidos pela glândula hipófise, causando euforia, alegria e bem-estar físico. Sem todo esse apoio, a parturiente, ao sentir dores joga mais adrenalina no sangue, provocando mais dor ainda, aumentando a proporção. Mas com a doula acontece o efeito contrário: quanto mais ela pratica suas *atitudes anestésicas*, mais a mulher vai liberando endorfinas. E assim ela vai ficando feliz e com mais facilidade para ter um parto melhor.

Essa preocupação da doula com o bem-estar da parturiente é fundamental. A forma como a mulher vivenciará seu parto poderá marcar o resto de sua vida. Uma grande pesquisa realizada pela fisioterapeuta e preparadora de parto americana Penny Simkin[1], provou isso. Seu estudo explorou o impacto, a longo prazo, que a experiência de parto produzia sobre as mulheres. Aquelas que guardavam lembranças positivas das palavras e ações dos médicos e enfermeiras que conduziram seus partos consideravam que isso havia contribuído para sua autoconfiança e autoestima. Já naquelas que tiveram índices de satisfação menores, essas associações não foram descritas. Esse trabalho deixou claro que a experiência de parto tem um efeito poderoso nas mulheres, com potencial para causar-lhes

---

[1] SIMKIN, Penny. Birth, dezembro, 1991.

impactos positivos ou negativos. Está aí mais uma razão para que a doula realize seu trabalho com total consciência.

Apoio após o parto

Após o nascimento do bebê, a doula pode continuar com sua atuação, conduzindo o bebê ao colo da mãe e orientando-a sobre como segurá-lo e como colocá-lo para mamar. Poderá ajudá-la a dar o primeiro banho e a vestir a roupinha do bebê. Depois, já no quarto, ela também poderá auxiliar nos cuidados com a criança. Aí, porém, já começam alguns *nãos* ao papel da doula: se o pediatra e o obstetra estiverem dando este tipo de apoio à mulher, e se as enfermeiras estiverem oferecendo os primeiros cuidados de higiene ao bebê, ela não precisará fazer esse trabalho.

Ainda em relação à criança, a doula também não pode realizar qualquer procedimento radical, como cortar o cordão umbilical, aspirá-lo ou dar qualquer medicamento. Quanto mais profissionais especializados existirem no local do parto, menor a participação de uma doula em certos procedimentos; ela tem que saber se manter no lugar dela, para não invadir a função de ninguém. Nos partos feitos em casa e nas casas de parto, normalmente a doula tem mais liberdade para ajudar na amamentação e nos cuidados com o recém-nascido, porque costumam existir menos profissionais presentes. No entanto, deve sempre aguardar uma solicitação antes de tomar qualquer atitude.

Nos bastidores do trabalho de parto

Mas não são apenas esses aspectos que restringem o trabalho da doula. Durante todo o trabalho de parto, ela deverá obedecer a alguns sinais vermelhos. A doula, por exemplo, não pode – nem deve! – fazer qualquer investigação clínica: ela não ausculta o bebê, não faz o exame de toque na mulher, não coloca o soro, etc. Esses procedimentos cabem à enfermeira e ao médico. Portanto, nenhum desses procedimentos faz parte do campo de ação de uma doula.

Seu trabalho terá com base o diagnóstico do profissional que está cuidando do parto. Se o obstetra lhe informar que o bebê está numa posição posterior (*occiptus posterior* [*OP*]) – quando ele entra na bacia de forma errada, tornando o parto muito doloroso e difícil – ou que está demorando a nascer por algum outro motivo, a doula vai colocar a mulher para realizar exercícios que ajudem a reverter essas situações. Se as contrações estão fracas e o trabalho de parto não progride, ela pedirá que a parturiente caminhe e também faça exercícios para estimular a descida do bebê. Essas atitudes a doula poderá lançar mão à vontade, mas sempre de acordo com a orientação do médico em relação à paciente.

Afinal, ela não determina nada no parto, não conduz os aconte-cimentos. A doula não corta, não costura... Acima de tudo, não contraria os procedimentos do médico. Ela está ali apenas como uma mulher acompanhando outra mulher. Pode até conversar com a parturiente sobre as decisões que o médico está tomando, e explicar-lhe direitinho o que está acontecendo. Assim, em determinados casos, poderá discretamente alertar a mulher a fazer valer seus direitos. Mas a doula não deve confrontar diretamente as decisões do responsável pelo parto. Os únicos que podem discutir com o médico são a mulher e seu companheiro. O que, aliás, é melhor que seja feito antes, e não na hora do parto.

No ambiente hospitalar, o comportamento da doula também deve ser adequado. Ela não pode tocar nos objetos esterilizados e não deve atrapalhar a movimentação dos profissionais durante os procedimentos. Em algumas situações, precisa até mesmo se afastar enquanto os profissionais trabalham. Por outro lado, a doula também pode ser solicitada a ajudar o médico em algum momento. Mas ela deverá ficar sempre na retaguarda, nos bastidores do parto.

Por fim, existem situações em que o trabalho da doula passa a ser mais restrito. Se, por exemplo, a parturiente for hipertensa, estiver com prematuridade, prolapso de cordão (o cordão umbilical sai antes mesmo do bebê), descolamento da placenta ou sangramento excessivo, a doula não pode aplicar suas técnicas (como exercícios) e deve procurar socorro imediatamente. Esse é mais um motivo pelo qual as doulas necessitam ter grande experiência no acompanhamento de parto, para saber reconhecer, até quando algo não está correndo bem. E diante disso, a atitude correta é que alertem o médico sem demora. Contudo, o apoio da doula continua sendo válido, por meio de seu incentivo e do encorajamento que passa ao segurar a mão da parturiente.

Terapias naturais facilitam o nascimento

Voltando ao que é permitido à doula, é importante salientar que elas podem colocar em prática terapias naturais durante o trabalho de parto, sem que isso represente uma invasão à atuação dos médicos. Essas terapias aliviam as dores e facilitam o nascimento. A doula pode levar para a sala de parto utensílios, como aparelhos de cromoterapia, óleos vegetais para massagem, cristais, kit completo de moxabustão, vidrinhos com aromas, incenso, fitas ou CDs para musicoterapia etc.

Mas não é qualquer doula que poderá aplicar terapias naturais. É preciso se aprofundar, estudar, participar de cursos e se especializar. As aplicações na gestante devem ser bastante precisas, para ajudar e não atrapalhar. Mostraremos, a seguir, alguns recursos que a doula poderá utilizar no trabalho de parto.

DIGITOPRESSÃO

O organismo da parturiente responde muito bem à digitopressão (método semelhante ao do-in, só que este é praticado por um terapeuta no paciente, enquanto o do-in é uma técnica de autocura).

A doula necessita saber não apenas localizar os pontos corretos a serem massageados (que são os mesmos pontos da acupuntura), como também saber como massageá-los. Isso porque é possível sedá-los ou tonificá-los. Assim, a pessoa que está aplicando a técnica vai ter que optar por um deles, dependendo da situação: para adiantar o processo do parto, para aliviar a dor, para relaxar e até para induzir o parto. A doula precisará de uma noção exata sobre como agir para, por exemplo, não massagear um ponto que vai relaxar num momento em que a mulher está próxima da expulsão do bebê. Veja alguns pontos de do-in que costumam ser trabalhados mais comumente no parto:

BP6 (baço-pâncreas número 6) – Localizado quatro dedos acima do osso maléolo, no tornozelo, na parte interna da perna. Este ponto (também chamado "reunião de 3 mulheres" ou "grande Yin") equilibra tudo na mulher, de uma maneira geral. E, no trabalho de parto, ajuda a diminuir a dor, a melhorar a dilatação, a facilitar a descida do bebê e a progressão do nascimento. No caso de demora no início do trabalho de parto, este ponto também pode ser utilizado para induzi-lo. Para massageá-lo, deve-se apertar o ponto e ficar pressionando-o repetidamente, para tonificar, durante pelo menos três minutos. Outra forma é apertar o ponto e fazer movimentos de rotação no sentido horário. Uma ressalva, porém, este ponto não pode ser trabalhado durante a gravidez.

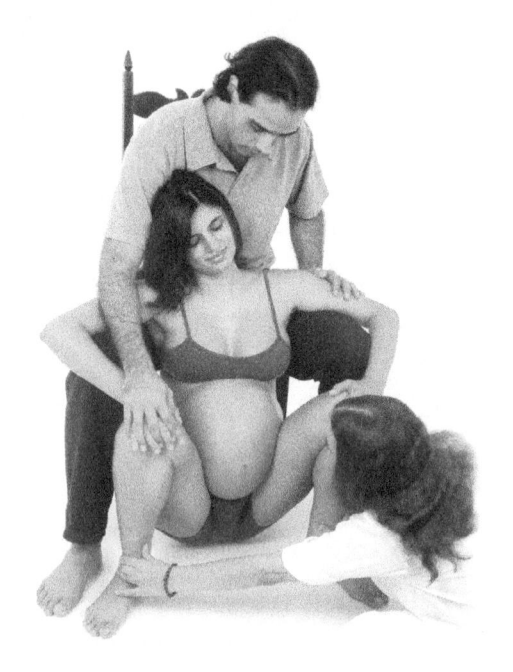

IG4 (intestino grosso número 4) – Fica na parte dorsal da mão, na linha de junção entre o dedo polegar e o indicador. É ótimo para o período de expulsão: facilita a descida do bebê na hora do puxo. Mas também pode ser massageado ao longo do trabalho de parto, porque é um ponto analgésico – ao ser estimulado, ele libera endorfinas, aliviando dores diversas (de cabeça, de dente e, inclusive, a dor do parto). Também é recomendado para induzir o parto e não deve ser usado durante a gravidez. A forma de massageá-lo é a mesma do ponto anterior.

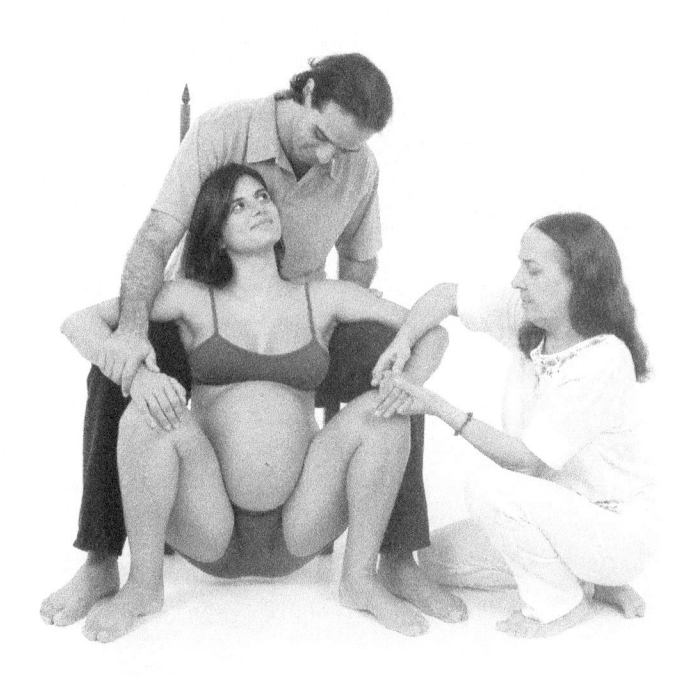

Ponto extra entre as sobrancelhas – Localizado na testa, entre as sobrancelhas. Ponto altamente relaxante, que ajuda na liberação de endorfinas. Deve ser massageado nos intervalos das contrações, para a parturiente relaxar. Durante as contrações, somente se ela estiver muito agitada, necessitando se acalmar. A maneira de massageá-lo é idêntica à dos pontos anteriores (ver página seguinte).

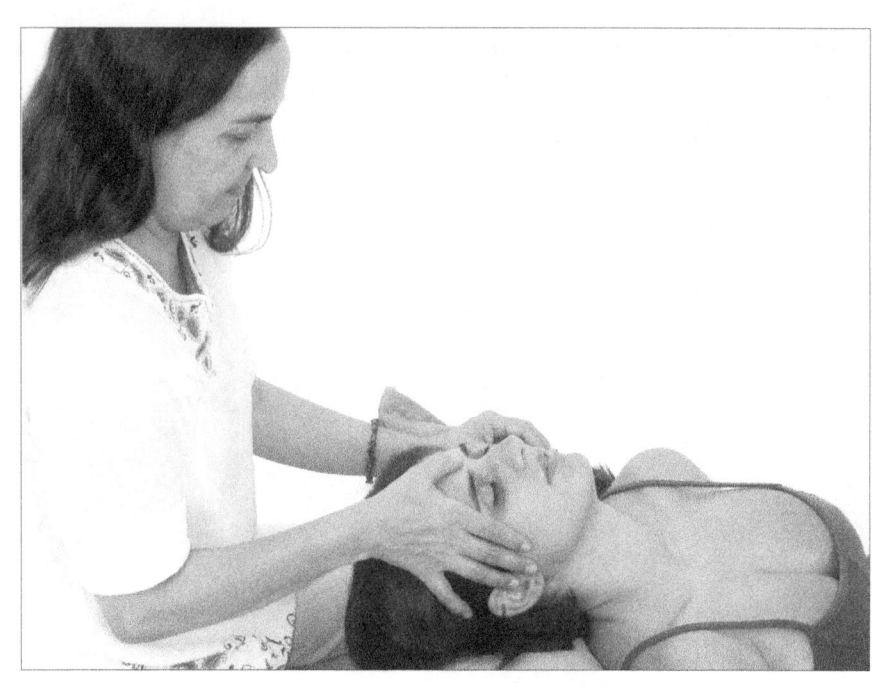

SN16 (sistema nervoso número 16) – Encontra-se na base do crânio (nuca). Também é um ponto extremamente relaxante, para ser feito nos intervalos das contrações. A parturiente relaxa e se acalma para a próxima rodada de contrações. Deve ser massageado da mesma forma como foi ensinado.

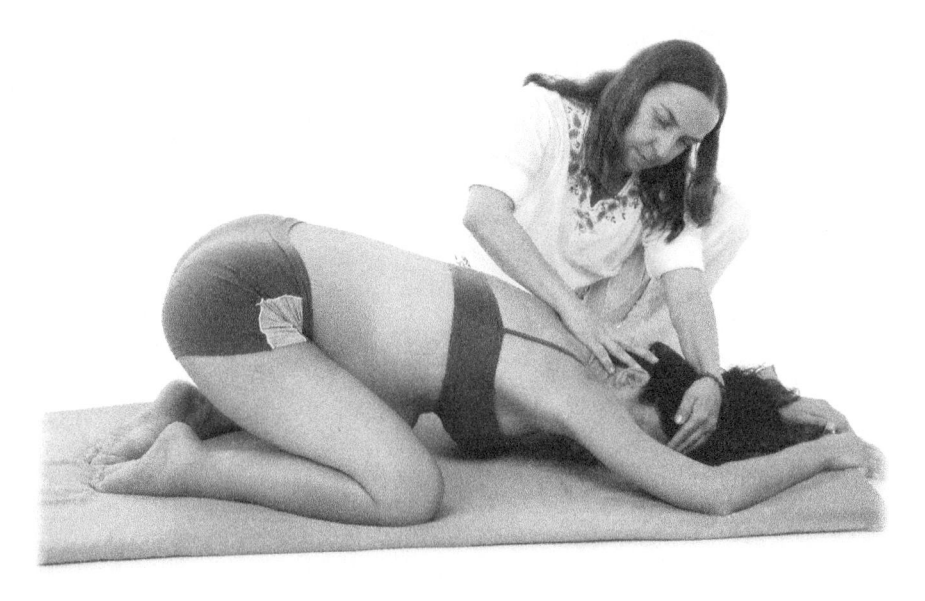

Moxabustão

Técnica que utiliza o calor para trabalhar os pontos da acupuntura. Esse calor é produzido com o aquecimento de um bastão de artemísia – planta ótima para o parto –, que é posicionado sobre determinadas áreas do corpo. A moxabustão oferece uma resposta mais rápida do que a própria acupuntura. Os resultados são surpreendentes, como fazer com que o bebê que está sentado se posicione corretamente durante a gravidez, evitando uma cesariana. Mas, para tanto, é preciso um total conhecimento da técnica e dos pontos a serem estimulados. Além dos que foram usados como exemplo na digito-pressão, a doula também pode aplicar a moxabustão na região lombar. Nesse caso, não se deterá a um ponto especificamente, mas a todo o centro nervoso dessa área. O calor e a ação da artemísia aliviarão a dor.

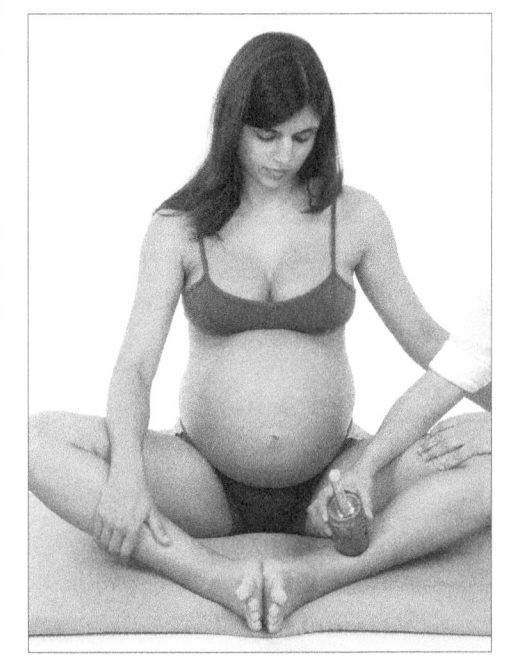

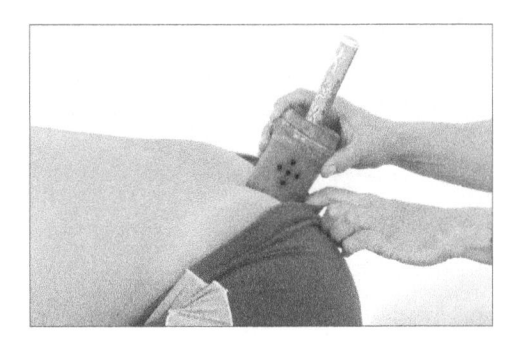

CROMOTERAPIA E CRISTAIS

A cromoterapia também produz resultados incríveis. Ela pode ser aplicada antes, durante e depois do parto, já que é inócua e não interfere com qualquer tratamento. Por isso, os médicos a liberam com tranquilidade no trabalho de parto – apesar de muitos deles acharem que as luzes não passam de mera decoração ou que são, simplesmente, para dar um clima relaxante. De uma forma geral, o verde é uma cor bem apropriada para o parto, ajuda na dilatação. Mas, dependendo do caso, a doula vai recorrer a outras cores.

O azul, por exemplo, é aplicado quando o parto está progredindo bem, mas a gestante está sentindo muitas dores e se encontra dominada pelo nervosismo. Já o vermelho é ótimo para intensificar a progressão do parto e ajudar na expulsão do bebê. Mas se a parturiente estiver muito nervosa, esta cor não é recomendada. Antigamente, as doulas aplicavam a cromoterapia com papéis celofanes coloridos, posicionados sobre a barriga ou a região lombar. Hoje, já existem lanternas específicas para este trabalho. A elas, inclusive, é possível acoplar cristais em suas pontas, para ampliar os poderes das cores.

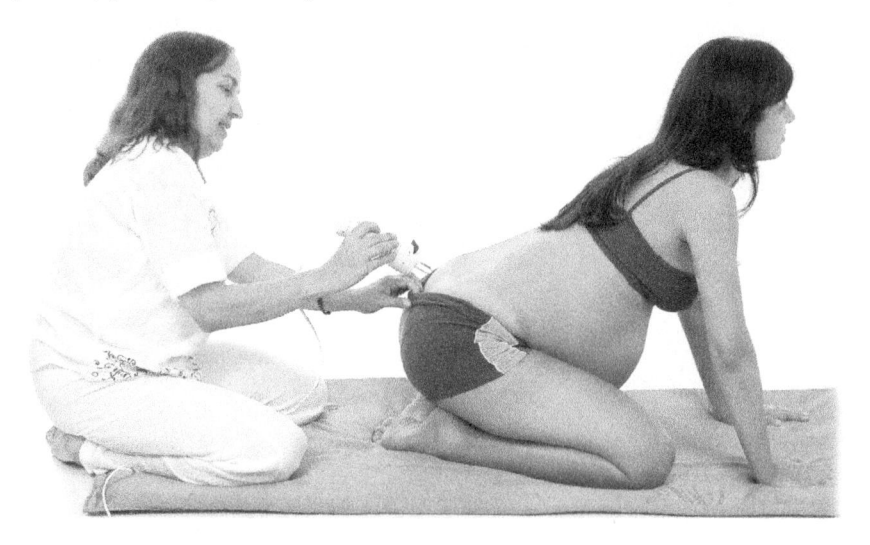

Vale saber que as luzes da cromoterapia também podem ser direcionadas para os mesmos pontos de acupuntura que foram mostrados na digitopressão.

Fitoterapia

A fitoterapia também é de grande valia no trabalho de parto. Existem ótimas plantas medicinais para induzir o parto, ajudar na dilatação, melhorar as contrações e acelerar o nascimento. No entanto, mais uma vez, é preciso conhecê-las. Uma das mais utilizadas é a canela: a doula pode oferecer chás para a mulher durante o trabalho de parto – embora a maioria dos obstetras não permita que a parturiente ingira qualquer alimento, nem água, a OMS assegura que ela precisa de total liberdade para beber, comer e fazer o que quiser durante o trabalho de parto. O chá de canela aumenta as contrações e confere à mulher a sensação de estar mais poderosa naquele momento, facilitando o parto.

Outra planta que pode ser usada sob a forma de chá é a artemísia. Seu princípio ativo auxilia no processo do parto, fazendo com que as contrações fiquem mais eficazes. No entanto, tanto a canela quanto a artemísia não podem ser utilizadas durante a gravidez, para não causarem o aborto espontâneo ou a prematuridade. Para preparar o chá de canela, deve-se quebrar a canela em pau em pedaços pequenos e levar ao fogo com água, até levantar fervura. Depois, abaixa-se o fogo, tampa-se a panela e deixa por uns dez minutos. O chá fica bem concentrado e docinho. Já para o chá de artemísia, deve-se ferver a água e, em seguida, colocar as folhas desta planta, que permanecem uns dois segundos nesta fervura. Apaga-se o fogo, tampa-se a panela e deixa descansando por cerca de dez minutos.

As plantas também podem ser usadas sob a forma de aromas, florais (estes dois, ainda, como sprays para espalhar no ambiente), compressas, óleos e difusores específicos para obter os mesmos resultados. Nesse caso, porém, a artemísia não serve para a aromaterapia, porque não possui um odor tão agradável quanto o da canela. Outro uso interessante das plantas é fazer um saco (de pano ou, por exemplo, com uma meia ¾) com grãos de arroz, aquecê-lo e colocá-lo na região lombar ou na barriga da mulher, para ela relaxar. O efeito é igual ao da bolsa de água quente, sem a água.

Musicoterapia

Pode-se recorrer também à musicoterapia no trabalho de parto. Ela é muito importante, porque a música atua sobre vários níveis. Dependendo de sua vibração, ela dá coragem e força à mulher para conseguir seu feito. Existem músicas apropriadas para o parto, que estimulam as contrações. Elas não são tão bonitas e melodiosas, mas têm uma cadência semelhante à das contrações. A doula pode comprar CDs produzidos justamente com essa intenção. Como também colocar músicas para relaxar, como sons de golfinhos e da natureza, música clássica e *new age*.

Com a musicoterapia, também é preciso saber a hora certa para utilizar cada ritmo. Se o trabalho de parto está no comecinho, deve ser mais relaxante. E também se as contrações estiverem muito fortes e o trabalho de parto estiver correndo bem. Mas se a progressão estiver lenta, não se deve colocar um ritmo relaxante. Nesse caso, a parturiente precisar ser estimulada, e, para tanto, a doula pode colocar uma música mais dinâmica. CDs de mantras (que são como orações poderosas) também são indicados. Eles ajudam por possuírem um som repetitivo, que relaxa e evita a dispersão. E, para completar, existem mantras com significados especiais (como, por exemplo, aliviar as dores). Além disso, a gestante pode levar suas próprias fitas ou CDs preferidos, para compor a trilha sonora do parto. Mesmo assim, é importante lembrar que lidar com uma mulher dando à luz é imprevisível. Pode ser que, na hora das dores, ela não queira ouvir música alguma. Então, a doula e as outras pessoas presentes no parto precisam respeitá-la.

Exercícios de yoga

Para completar, as doulas podem colocar em prática diversos exercícios (físicos e respiratórios) do yoga. Eles vão ajudar a parturiente a fazer posturas que auxiliarão em diversas situações, como ativar, relaxar, proporcionar a abertura pélvica, a rotação do bebê e facilitar sua descida (ver Capítulo 9). Dependendo do diagnóstico do médico, a doula indicará determinado exercício à grávida. O trabalho respiratório também é importantíssimo – contrariando um modismo atual de que a respiração não traz qualquer benefício à parturiente. De fato, a respiração cachorrinho (pela boca) é totalmente dispensável, porque resseca a garganta e tira a energia. A respiração que realmente auxilia é o pranayama, adaptada para a gestante: feita através de expirações e inspirações rápidas e superficiais, apenas pelo nariz. A boca permanece o tempo todo relaxada, mas fechada.

Com esse exercício respiratório, é possível conduzir o prana (a energia vital) por todo o organismo. O pranayama – no caso, em sua variante para a grávida denominado bhástrika – libera endorfinas e faz todo um trabalho de oxigenação, aliviando as dores das contrações. A prática deste tipo de respiração é capaz de trazer como resultado a diminuição de 50% das dores.

A grande verdade é que todos esses recursos naturais favorecem a liberação de hormônios que facilitam o nascimento. Portanto, a doula especialista em terapias naturais deve procurar entrar em acordo com o médico para utilizá-las no parto, evidentemente com a vontade da gestante. A parturiente pode pedir ao seu obstetra, por exemplo, que antes de receber a ocitocina sejam feitas tentativas de estimular as contrações através do chá de canela (de artemísia ou de framboesa), da moxabustão, da cromoterapia etc. O fundamental é que fique bem claro: as terapias naturais, durante o trabalho de parto, não são meras crendices – elas realmente dão resultado! – e, acima de tudo, as doulas têm autorização para sua aplicação, desde que sejam capacitadas para tal.

4. Papel da doula na gravidez e no pós-parto

CONHECENDO O CAMPO DE AÇÃO DE UMA DOULA NA SALA DE PARTO, VOCÊ já deve estar convencido da imensa responsabilidade dessa profissional e do quanto ela pode colaborar com a gestante. Mas só que sua atuação não pára por aí. Ela também poderá prestar valioso auxílio durante a gravidez e no período de pós-parto, orientando a mulher e seu companheiro em diversos aspectos.

Depois que a gestante decide ser acompanhada por uma doula e sela um contrato (ainda que verbal), de imediato começará a receber apoio. A futura acompanhante da mulher informará ao casal tudo o que vai acontecer no trabalho de parto. E será neste diálogo inicial que a própria doula conhecerá as expectativas da mulher em relação ao nascimento do bebê e tudo o que ela realmente almeja. Para que possa haver uma perfeita harmonia, a gestante já vai apresentar o modelo de parto que quer (de cócoras, na água, deitada etc.) e a doula conversará com ela sobre a escolha.

Durante a gravidez, a doula e a futura mamãe deverão dialogar muito. Assim, combinarão todos os detalhes para que o parto transcorra de forma que as duas estejam em total sintonia. Por exemplo, a gestante já deve deixar bem claro quais serão seus limites durante o parto – como até que ponto ela aguentará as dores sem o uso da anestesia –, para que a doula tenha uma noção do trabalho a desenvolver. Essas conversas ao longo dos nove meses serão importantes, também, para criar um clima de intimidade entre as duas. Assim ficará mais fácil a interação no momento do parto. Inclusive, isso permitirá que a gestante não se sinta constrangida em pedir que a doula deixe de fazer qualquer um de seus procedimentos, como uma massagem – embora seja bastante indicada para aliviar as dores, pode estar incomodando a gestante num determinado momento. Ela precisa, portanto, ter cumplicidade com a doula para expor exatamente o que está sentindo e o que deseja.

Outro papel importante da doula na gravidez será o de estimular a mulher e seu companheiro a conhecerem melhor o médico que está realizando o pré-natal. O casal precisa conhecer o trabalho desse profissional, o que ele permite, como ele age. Isso porque, muitas vezes, os futuros pais vão recebendo orientações do obstetra sem questioná-las em momento algum. A doula, então, dependendo do que o casal lhe disser sobre o médico, poderá aconselhá-lo a ouvir uma segunda opinião. Afinal, em nosso país, recordista em cesarianas, não raro a mulher vai sendo conduzida para uma, sem perceber.

Várias mulheres enfrentam um problema quando estão na 32ª semana de gestação em diante e a ultrassonografia indica, por exemplo, que o cordão umbilical circunda o pescoço do bebê. Nesse caso, o obstetra já aponta que, por conta disso, fará a cesariana. Essa situação, porém, é comum e até o nascimento o cordão pode, naturalmente, desenrolar. A doula poderá, então, orientar o casal a ouvir a opinião de outros obstetras. Mesmo assim, cabe à doula apenas aconselhar o casal. Quem decidirá, indiscutivelmente, será ele. O mesmo acontece nos casos de bebê pélvico (bebê sentado), aparecimento de incisuras nas artérias uterinas e maturidade placentária (algumas mulheres apresentam grau 3 – o último – muito cedo, sem que isso indique que já é hora de o bebê nascer). Diante dessas situações, alguns médicos querem logo partir para a cesárea, mas a doula pode explicar às gestantes que não é bem assim.

Outra atitude que a doula deve ter durante a gravidez é estimular a mulher a conhecer o neonatologista que fará parte da equipe do obstetra. Esse pediatra que participa na sala de parto poderá ser o médico que acompanhará o bebê depois. Por isso, é importante que o casal marque uma consulta prévia com ele e já analise seu método de trabalho. Até para verificar se há uma empatia entre eles e o futuro médico do bebê, e se conseguem manter um bom diálogo.

LISTA CONFORME ACORDO ENTRE MÉDICOS E PAIS

Além de a doula estimular a mulher e seu companheiro a conhecerem bem o obstetra que fará o parto e o neonatologista que atenderá o bebê, ela ainda é capaz de fazer mais por eles. A doula poderá fornecer-lhes uma lista de procedimentos médicos durante o trabalho de parto, o parto e os primeiros cuidados com o recém-nascido, que devem servir de base para o diálogo com estes profissionais. Isso porque muitos desses procedimentos são feitos desnecessariamente, por hábito da equipe médica ou pela rotina do hospital – o que está provado pelas evidências científicas divulgadas pela própria OMS.

A doula poderá fornecer às gestantes uma listagem com itens que deverão ser discutidos com os médicos. Em consulta, poderá determinar com seu médico o que *ele aceita* e o que *ele não aceita fazer*. E na hora do parto e dos cuidados iniciais com o recém-nascido, tudo deverá ser colocado em prática, exceto quando ficar claramente demonstrado qualquer risco para o bebê ou para a mãe. Veja, então, o modelo desta lista de procedimentos. Mas é importante esclarecer que ela só conseguirá ser aplicada integralmente quando o obstetra for favorável à humanização.

Evolução e parto:

1 – Uso da mesma sala para a evolução, o parto e a recuperação. Isso, infelizmente, ainda é pouco comum no Brasil. Só algumas maternidades estão começando a providenciar essa possibilidade, que é conhecida como PPP: pré-parto, parto e pós-parto no

mesmo ambiente. Na verdade, o ideal seria a mulher ter o seu filho no próprio quarto onde ela ficou no trabalho de parto.

2 – Liberdade de movimento para a mãe, incluindo escolha de posição para o trabalho de parto e o nascimento.

3 – As seguintes pessoas presentes no trabalho de parto e no nascimento (uma não impede a presença da outra):
- companheiro (acompanhante familiar), se ele desejar;
- doula (acompanhante profissional, que se agrega à equipe).

4 – Acesso a gelo e líquidos (sucos), bolsa de gelo, saco de água quente (ou gel) e alimentos, se desejado.

5 – Não fazer a tricotomia (raspagem dos pêlos pubianos).

6 – Não fazer o enema (lavagem intestinal).

7 – Não usar monitor eletrônico fetal contínuo em grávidas de baixo risco. (É importante saber, porém, que escutar o batimento cardíaco do feto de modo intermitente – a cada 20 ou 30 minutos – é obrigatório durante a avaliação do trabalho de parto, normalmente através de Pinard ou sonar portátil.)

8 – Não fazer episiotomia (corte no períneo) de rotina.

9 – Interferência no trabalho (uso de sedativos, tranqüilizantes, analgésicos ou anestésicos), a menos que solicitado ou se necessário.

10 – Sem indução de trabalho de parto.

11 – Sem ruptura de membrana (ruptura artificial da bolsa d'água).

12 – Evitar puxos (fazer força – manobra de Valsalva) prolongados ou intensos (sem limites para a duração do trabalho).

13 – Não usar perneiras na mesa ginecológica, que amarram as pernas. Mulher deve ter liberdade de posição.

14 – Sem estimulação artificial (inclusive massagem abdominal profunda) para expelir a placenta.

15 – Permitir itens pessoais na sala de trabalho de parto (máquina fotográfica, aparelho de som etc.).

16 – Não fazer *Kristeller* (manobra que espreme a barriga para ajudar o bebê a nascer) de rotina.

17 – Permitir que vá andando para a sala de parto se assim o desejar, sem usar maca.

Família e bebê:

1 – O bebê não será separado de mãe e pai: alojamento conjunto imediato.

2 – Liberdade para amamentar o bebê na mesa/cadeira de parto. (Mas é bom saber que pesquisas indicam que o bebê, ao nascer, está muito agitado pelo parto e com muita adrenalina circulante, e pode levar um período de adaptação de cerca de 20 minutos para sentir vontade de pegar o peito.)

3 – Aquecimento com temperatura corporal, não berço aquecido.

4 – Não pingar gotas de nitrato de prata nos olhos.

5 – Não usar vitamina K de rotina (quando necessário, que seja por via oral e não injetável).

6 – Banho opcional somente para relaxar (preservando vérnix e óleos naturais), de acordo com o clima e a vontade dos pais.

7 – Não cortar o cordão até a pulsação parar completamente.

8 – Não aspirar com sonda nasogástrica, se não for necessário. Usar "pêra" para a sucção de mucos na boca e no nariz.

9 – Manter atmosfera quieta e calma durante e após o nascimento.

10 – Pouca luz (penumbra ou luz do dia).

11 – Sala não refrigerada.

12 – Os pais se responsabilizarão pelas primeiras observações do bebê, caso ele esteja bem.

13 – Apenas leite de peito ou colostro para o bebê (não dar glicose nem outro leite, bem como nenhum outro bico).

14 – Liberdade para ir para casa logo que desejado, se as condições permitirem.

Cuidados continuam no pós-parto

Após o nascimento do bebê, o trabalho da doula continua. Na verdade, existe a doula específica de pós-parto e aquela que pode fazer as duas tarefas, atuando antes e depois do nascimento. Como já dissemos em capítulo anterior, ela poderá continuar oferecendo apoio à mãe na sala de parto e no quarto da maternidade, ajudando-a a segurar o bebê e a colocá-lo para mamar. E, até, auxiliando nos primeiros cuidados de higiene com o recém-nascido. A doula poderá, também, orientar a mulher a respeito dos cuidados a serem seguidos, de acordo com o parto realizado. Sem dúvida, o obstetra também fornecerá explicações, mas sempre sob prisma médico. A doula conversa de mulher para mulher, ensinando dicas caseiras e afastando alguns medos da recém-mamãe.

Além disso, seu papel de *acompanhante* também pode continuar. Se o médico liberar o banho para a mulher logo após o parto, a doula poderá ajudá-la, caso não haja outro profissional disponível no momento, como auxiliar de enfermagem ou enfermeira. Isso é importante porque em geral a mãe costuma ficar um pouco tonta, sentindo-se fraca, por ter perdido muito sangue no parto, por ter ficado muitas horas sem comer e pelo próprio esforço consumido. Assim, a doula a coloca sentada num banco, sob o chuveiro, e a auxilia a tomar banho. E se o médico liberar a alimentação, ela poderá ajudar a mulher a tomar um suco, uma vitamina ou uma sopa.

Depois da alta, a doula ainda poderá prestar seus serviços à mãe em casa. Isso porque o casal, quando a contrata, pode previamente agendar uma ou duas visitas após o nascimento (mas esse é um trabalho adicional, o qual a doula não é obrigada). E, independente disso, ela deve estar sempre disponível para tirar dúvidas pelo telefone. Nesse contato pós-parto, o trabalho desenvolvido será orientado para a amamentação, para que a mulher saiba lidar com a descida do leite e prováveis problemas que podem surgir, como empedramento e rachadura nos mamilos. A doula vai observar, também, se o bebê está sendo bem posicionado para mamar e se está fazendo corretamente a pega do bico do seio da mãe.

Outras orientações fundamentais serão sobre os cuidados de higiene que a mulher precisa ter depois do parto. Se ela levou pontos no períneo, deverá ter bastante atenção para não infeccionar. Por isso, a doula vai estimulá-la a se lavar após cada vez que for ao banheiro e a seguir as orientações médicas em relação à aplicação de medicamentos na região. E caso tenha alguma dica natural que ajude na cicatrização, também poderá informá-la. No Nordeste, por exemplo, é comum usar casca de aroeira (que é antisséptica e cicatrizante) para o banho de assento. O spray de própolis com calêndula também é ótimo cicatrizante natural. Já para que ela se livre do desconforto de sentir os pontos ao ficar sentada, a doula poderá aconselhá-la a sentar sobre boias infláveis ou de água (de plástico ou isopor) ou almofadas para quem sofre de hemorróidas.

A doula também poderá dar dicas a respeito do sangramento que ocorre após o parto, aconselhando o uso de determinados tipos de absorvente de acordo com a intensidade do fluxo (que é bem maior nos primeiros dias após o nascimento). Até mesmo o modelo de cinta que a mulher deverá usar poderá ser orientado pela doula. E mais do que isso: de que forma e por quanto tempo. Normalmente, as mulheres devem intercalar o uso da cinta: quando forem ficar muito tempo de pé e ativas, é importante que a vistam (até porque, oferece mais conforto, já que a sensação da mulher que acabou de dar à luz é de que os órgãos abdominais estão todos soltos), mas que a tirem quando forem deitar para descansar ou dormir. E depois do fim do resguardo, quando o médico liberar a prática de exercícios, o tempo de permanência com a cinta deve ser cada vez menor.

E em se falando de resguardo, está aí outra função da doula: lembrar à mulher e a todos seus familiares de que este período é importantíssimo e deve ser respeitado. Muitas pessoas acham que é exagero, mas não é! Por mais natural que o parto tenha sido, a mulher necessitará de repouso para facilitar a volta dos órgãos abdominais aos seus devidos lugares. O ideal é que ela não arrume a casa, empurre móveis, carregue peso... Nem cozinhar é indicado, porque, além de ficar muito tempo em pé, o calor do fogão pode provocar inchaços nas pernas e hemorragia. A mulher no pós-parto imediato deve ficar ativa, apenas, com as tarefas que envolvam os cuidados com o bebê.

É por isso que ela precisará de toda a ajuda do companheiro, da mãe, de amigas... E a doula também poderá fazer sua parte. No dia em que for visitá-la, por exemplo, poderá orientar ou até preparar uma comidinha para ela – mas, normalmente, só a doula específica de pós-parto faz isso. E também pode ajudar nos cuidados com o bebê, orientando os pais sobre a melhor forma de se dar banho, cuidar do umbigo e trocar a fralda. A doula servirá ainda para espantar as inseguranças que podem rondar a cabeça dos pais de primeira viagem, explicando sobre os acontecimentos comuns com o recém-nascido, como a prevenção de assaduras, dicas sobre como evitar e lidar com as cólicas do bebê e outros cuidados.

A doula de pós-parto, que faz o atendimento a domicílio, também pode ser uma especialista em shantala, massagem indiana apropriada para bebês a partir de um mês. Ela traz diversos benefícios, como relaxar a mãe e o bebê, e aumentar o vínculo entre os dois. Vale saber, ainda, que a doula de pós-parto pode ser específica apenas para esse período na vida da mulher. Nesse caso, ela é uma especialista em puericultura, amamentação, shantala e cuidados com a mãe.

Além de tudo isso, a verdade é que a presença da doula no pós--parto transmitirá muita segurança para a mulher e seu companheiro. Ela estará sempre presente (pessoalmente ou pelo telefone) para tirar as mais variadas dúvidas (inclusive as que a mulher pode ficar constrangida em conversar com o médico, como a volta da vida sexual). Além disso, a doula será de grande ajuda para evitar que aconteça a depressão pós-parto. Muitas vezes, este problema ocorre porque a mulher está se sentindo solitária, desamparada, desvalorizada, feia e extremamente cansada. A doula, então, ao oferecer ajuda à mulher, aumentará sua autoestima.

Uma das revisões encontradas na Biblioteca Cochrane (*The Cochrane Library*) – publicação eletrônica que disponibiliza evidências científicas de alta qualidade, e é considerada a melhor base de dados de evidências para tomadas de decisão em saúde – fala justamente sobre isso. Chamada de *Caregiver Support For Postpartum Depression*, foi conduzida por K. L. Ray e E. D. Hodnett, e é datada de 30 de janeiro de 2001. Ela aponta que o apoio profissional recebido durante o período de trabalho de parto e pós-parto aumenta as sensações de bem-estar e autocontrole da mãe. E que este suporte apresenta uma série de benefícios, entre eles, o combate à depressão pós-parto. Para fazer esta afirmação, foram considerados dois estudos, que envolveram 137 mulheres. E concluiu-se que o tratamento da depressão pós-parto com o apoio contínuo do profissional que auxiliou no parto estava associado à redução do problema em, no máximo, 25 semanas após o nascimento.

A doula, realmente, faz grande diferença nessa hora. Às vezes, basta a presença amiga mediante um diálogo para melhorar a situação. Não raro, as mulheres que tiveram filhos com doulas ligam chorando para suas acompanhantes de parto, porque não estão sabendo lidar com a nova rotina. Nesse caso, a doula vai conversar amorosamente com elas, orientando-as para que o problema vá se dissolvendo. É por isso que a doula, mesmo depois de ter prestado seu serviço principal – que é o de acompanhar o parto –, continua desempenhando um papel importante. São poucas as pessoas capazes de entender o que a mulher que acabou de dar à luz está passando. E, graças a sua grande sensibilidade e experiência com maternidade, a doula consegue desempenhar a incrível missão de ser amiga da mulher também depois do parto – um momento muito especial, mas também bastante delicado.

5. Perfil de uma doula

ASSIM COMO QUEM ESCOLHE SER ADVOGADO, ARTISTA OU ARQUITETO precisa preencher certos pré-requisitos e ter talento, o mesmo acontece com a mulher que decide desempenhar o trabalho – profissionalmente ou não – de acompanhante de parto. Em primeiro lugar, as candidatas a doulas devem ser encorajadoras, para cima! É necessário que saibam ouvir, e não fiquem falando de sua vida, experiências e tragédias. Isso porque ela precisará fazer com que a mulher em trabalho de parto fique com a autoestima elevada. Ao transmitir sua positividade, ajudará a parturiente a se autovalorizar no momento da dor. E mais: será capaz de lhe mostrar que essa dor é passageira, e que o mais importante será o resultado final: o nascimento do filho.

Outro fator importantíssimo para a doula profissional é ter disponibilidade de tempo. Assim como o obstetra e os outros profissionais que trabalham com parto, a doula precisa estar disponível a qualquer hora do dia ou da noite. Além disso, enquanto a doula está atuando, deve ter a capacidade de se desligar, por completo, de seus outros afazeres. Ela não pode ficar de minuto em minuto telefonando para casa, para ver como andam as coisas. A doula, portanto, não pode estar preocupada com outras atividades. Tem que estar inteira junto à parturiente.

Quanto à idade necessária para ser doula, isso vai variar muito. Obviamente, não é um trabalho indicado para adolescentes, porque lhes falta maturidade para lidar com a situação – mesmo se a moça já é mãe. E mulheres com idade muito avançada também podem ter dificuldade para acompanhar o parto: o trabalho de doula é exaustivo e exige que se tenha boa condição física, para fazer massagens durante um longo período, praticar os exercícios com a gestante, sentar e levantar várias vezes, dar suporte para a grávida se levantar... Enfim, não é preciso ser atleta, mas é importante dispor de certo condicionamento físico.

Outra exigência para tornar-se doula é ter feito algum tipo de capacitação. Como a candidata não precisa, necessariamente, ter experiência na área de saúde, essa capacitação será fundamental para que ela entre em contato com a rotina de uma maternidade e aprenda a se conduzir dentro desse ambiente. Afinal, a doula não pode chegar numa maternidade alheia à rotina hospitalar. Precisa conhecer os procedimentos médicos, e o que é possível ser feito pela parturiente. Isso, não significa que ela vá interferir no encaminhamento do parto. Mas é importante que ela aprenda sobre essas coisas para saber se comportar e até para poder traduzir à grávida o que está acontecendo com ela.

Pré-requisito: ser mãe

Existe ainda um pré-requisito que não chega a ser uma exigência, mas que certamente faz diferença: a candidata a doula já deve ter tido um filho. Isso não é obrigatório, porque, por exemplo, uma freira poderia ser uma ótima doula – ela canalizaria seu lado maternal ao ajudar outras mulheres a terem um bom parto. Mas é claro que quem já deu à luz vai entender muito mais o que a gestante está vivendo naquele momento.

O americano John Kennell – que é um dos consultores do grupo *Doulas of North America* (DONA) e autor dos livros *Mothering the mother* e *The doula book* – afirma que a mulher, para ser doula, deve ter passado por uma boa experiência de parto normal. No entanto, aqui no Brasil (onde são feitas inúmeras cesarianas) isto não dá para ser aplicado, porque poderia restringir demais a captação de novas doulas. Por conta disso, a mulher precisa ter uma boa vivência com a maternidade, qualquer que tenha sido seu tipo de parto. Porque até mesmo uma cesariana pode ser uma experiência positiva para a mulher.

O que, realmente, deve restringir uma candidata ao trabalho de doula é o fato dela ter passado por uma experiência negativa de parto e não ter sido capaz de transcendê-la. Caso isso tenha acontecido, ela não será capaz de incentivar a parturiente a dar à luz. Ela pode, por exemplo, ficar sempre relembrando de sua má experiência (e até mesmo relatando-a para a parturiente) ou ficar assustada demais com tudo. Mas no caso dela ter conseguido se recuperar e ter superado possíveis frustrações, poderá, sim, tornar-se uma doula. Basta que tenha o desejo sincero de contribuir para que as mulheres parindo passem por uma vivência positiva no parto e no nascimento.

Adaptação a qualquer circunstância

A mulher que deseja ser doula também precisa seguir um *mandamento* criado pela antropóloga e parteira mexicana Naolí Vinaver Lopes: "A parteira (e também a doula) tem que aprender a arte de se converter em água, se adaptar à vasilha, com calma e pouco egoísmo. Ter compaixão de ver nascer não só a criança, mas a mãe." Naolí quis dizer que a doula precisa saber agir em todas as situações. Porque a mulher em trabalho de parto é uma verdadeira caixinha de surpresas: ela tanto pode estar totalmente aberta ao apoio que vai receber, quanto se mostrar arredia e até agressiva.

A doula, portanto, deve ser uma pessoa que consiga se adaptar ao ambiente de parto, seja ele no hospital, na casa de parto, seja em casa, à equipe médica e aos familiares da mulher. E, mais do que isso, deve saber lidar com todo o tipo de comportamento da parturiente. Há aquelas, por exemplo, que aceitam tudo: massagens, abraços, carinhos... Assim, o trabalho de parto transcorre na maior tranquilidade. Mas há, também, algumas gestantes que ficam muito nervosas e irritadas, e não querem ser tocadas por ninguém. Elas xingam as pessoas e rejeitam qualquer aproximação.

Diante disso, a doula tem que se ajustar e conseguir transformar esse estado de espírito. Como o seu dever é ajudar a mulher, ela precisará fazer algo para superar essa condição. E há sempre formas de se tentar harmonizar o ambiente: acender um incenso (ainda no quarto); utilizar luzes coloridas adequadas ou manter a penumbra; fazer uma oração; ou aplicar recursos relaxantes, como massagear pontos de do-in e colocar uma música bem tranquila. Tudo isso poderá resultar na mudança do comportamento da grávida que, graças à dedicação da doula, acabará conseguindo dar à luz da melhor maneira possível.

Capacidade para transmitir amor e confiança

Para ser doula, existem ainda pré-requisitos que passam pela própria índole da mulher. Por exemplo: ela precisa ter o desejo sincero de servir e ajudar. Esta é uma profissão, sem dúvida. Mas a doula não deve estar acompanhando um parto pensando no dinheiro que vai ganhar. Ela deve ter em mente o que é bom para a parturiente, o que pode fazer para ajudá-la. Afinal, a conquista não é só da mulher, mas da doula também! Quando esta profissional participa de um parto em que correu tudo bem, certamente se sente alegre e fortalecida. Isso porque sabe que cumpriu corretamente seu papel, que é o de criar condições para o parto fluir. Mas, para tanto, ela precisa estar disposta a ajudar, a ser boa, a dar suporte. Desinteressadamente, mesmo sendo uma profissional. Afinal, a missão da doula é servir.

Um requisito importante para ser doula é que ela seja carinhosa. Mas sabendo respeitar o momento da mulher, porque, às vezes, uma carinhosa *pegajosa* pode não agradar. Como algumas parturientes não gostam de ser tocadas, a doula tem que saber ser carinhosa através de seus atos, de suas palavras, de sua presença. Se ela vê que o lençol caiu no chão, vai lá e o arruma. Se percebe que a roupa da mulher sujou, vai lá e troca. Na verdade, a doula precisa ser atenciosa.

Isso passa, também, pelo fato de querer resguardar ao máximo a intimidade da gestante. A mulher em trabalho de parto não se preocupa com o que acontece a sua volta. Por isso, muitas vezes arranca a roupa e não se importa se a porta do quarto está aberta, ou deita para o exame de toque vaginal e não se vê se tem alguém olhando. É nessas horas que a doula cumpre ainda mais seu papel de guardiã do parto, e, discretamente, fecha a porta do quarto ou coloca um lençol sobre a mulher. São pequenos detalhes que ajudam a preservar a privacidade da gestante.

Para completar, a doula precisa manter a discrição total. Isso porque a mulher em trabalho de parto perde muito a censura. Ela se transforma! Mas no melhor sentido da palavra: ela deixa vir à tona seu instinto animal. Assim, pode querer ficar nua, jogar coisas na parede, gritar, afastar as pessoas... Mesmo assim, ninguém fica com raiva dela, porque todos sabem que é natural que isso aconteça. Nesses momentos de sensibilidade à flor da pele, a parturiente também pode fazer confidências à doula. Até porque, às vezes, a doula percebe que tem algo travando o parto e pergunta se ela quer falar alguma coisa. Na maioria dos casos, depois que a mulher desabafa, o parto progride. Então, seja qual for a confidência – e seja o que a doula presenciar no trabalho de parto – deve manter sigilo. É um pacto de silêncio e de solidariedade, que só pode ser quebrado se, depois do parto, a mãe quiser voltar ao assunto.

Portanto, passar confiança para a parturiente é fundamental. A mulher precisa sentir que, naquele momento, está tendo um verdadeiro suporte. Alguém que está, realmente, fazendo e falando o melhor para ela, e, conseqüentemente, para o bebê. Às vezes, quando o obstetra se afasta da gestante, ela aproveita para perguntar à doula se os procedimentos que ele está fazendo estão mesmo corretos. E quando o médico informa para a grávida que precisará fazer uma cesariana, ela também costuma consultar sua acompanhante de parto para descobrir se não há outra alternativa. Esse é o exemplo de uma relação de confiança que deve existir entre doula e parturiente. Afinal, a doula está batalhando pela mesma coisa que a futura mamãe: está querendo muito que ela consiga ter o parto do jeito que ela deseja, que ela chegue lá!

6. Tipos de doulas

A PROFISSIONALIZAÇÃO DA DOULA É ALGO RECENTE. COMO JÁ DISSEMOS, as acompanhantes de parto sempre existiram, sem que lhes fosse dado um nome. E, muito menos, sem que desempenhassem esta função recebendo um pagamento pelo serviço prestado. No entanto, de uns 30 anos para cá, está havendo o resgate da presença dessa mulher no parto, graças às campanhas pela humanização do nascimento. Assim, não apenas o papel da doula conquistou uma denominação, como passou a ser exercido profissionalmente. Por outro lado, as doulas não-remuneradas também não deixaram de existir, sobretudo no interior do Brasil. E, para completar, no final da década de 90 surgiu outra personagem nesse campo de atuação: as doulas voluntárias.

Diante desse panorama, temos hoje dois tipos de acompanhantes de parto: as doulas profissionais e as doulas voluntárias (também denominadas comunitárias).

As doulas profissionais, atuam como acompanhantes de parto, e recebem uma remuneração para exercer esse papel junto às parturientes. A doula profissional tem por obrigação dominar conhecimentos técnicos sobre o trabalho que vai desempenhar. Seu contato inicial com a grávida costuma acontecer bem antes da data prevista para o parto. E ela precisa estar pronta para *entrar em ação* a qualquer momento, não importando a hora e o dia em que a gestante apresente os primeiros sintomas de que chegou o momento de dar à luz. A doula profissional está de plantão igual ao obstetra.

Não importa se é Natal, Ano-Novo, feriado... E, ainda por cima, pode se comprometer de trabalhar em diferentes partos de vários obstetras, emendando um parto no outro.

Veremos alguns tipos diferentes de doulas profissionais:

PREPARADORA DE GESTANTES – Acompanha a gestante ao longo dos nove meses e sabe tudo sobre a gravidez dela. Prepara o corpo e a mente da mulher com exercícios como yoga, ginástica e alongamento. Normalmente, já tem um acordo de que acompanhará o parto. Desenvolve uma relação afetiva com a gestante, e também uma relação de mais intimidade. Por possuir conhecimento de todo o desenvolvimento da gestação, vai ter mais habilidade para trabalhar com essa mulher quando chegar o momento.

DOULA-TERAPEUTA – Ela conhece vários tipos de terapias, mas trabalhará dentro dos limites da doula. Além de ser doula, costuma ter alguma profissão que complementa esse trabalho (como ser médica, fisioterapeuta ou terapeuta naturista). Já pode estar acompanhando a mulher durante a gravidez, ou ter feito um ou dois contatos anteriores e só voltar a encontrá-la no dia do parto.

Em relação à doula profissional, vale ressaltar: a mulher que está acompanhando a gestante deve ter em mente, principalmente, que está ali como doula, e não como médica, terapeuta ou fisioterapeuta. Seu papel não é o de interferir ou competir com o trabalho do obstetra, nem com o dos outros profissionais que trabalham no parto.

De qualquer forma, seus conhecimentos poderão ser úteis na hora do parto. A doula que também é fisioterapeuta, por exemplo, poderá utilizar recursos dessa ciência que auxiliam na diminuição da dor. Já a que for médica, pode utilizar a homeopatia, a acupuntura e outros recursos da Medicina que trazem alívio para as dores do trabalho de parto – mas sem esquecer de que sua atuação como doula é limitada; ela não poderá prescrever nada à parturiente. E aquela que for terapeuta naturista vai ter um leque de opções em suas mãos, como lançar mão de florais, cromoterapia, aromaterapia, do-in etc., não apenas para minimizar as dores, como também para favorecer a progressão do trabalho de parto.

UM BELO TRABALHO DE VOLUNTARIADO

Uma outra variante do trabalho das doulas já está sendo aplicada aqui no Brasil: as doulas voluntárias ou comunitárias. Foi iniciado em 1997, no Hospital Sofia Feldman, em Belo Horizonte. Para criar esta iniciativa, a direção do hospital baseou-se na literatura científica que recomenda a introdução de doulas nas enfermarias de trabalho de parto.

Assim, trabalhando em parceira com a Associação Comunitária dos Amigos e Usuários do Hospital Sofia Feldman (ACAU/HSF), foram recrutadas mulheres da comunidade para exercer esse trabalho voluntário, recebendo todo o treinamento necessário. Hoje, existem 14 doulas voluntárias nesse hospital, que trabalham uma vez por semana, em turnos de 12 horas. O resultado desse trabalho inovador é que, atualmente, o Hospital Sofia Feldman é uma referência para a capacitação de doulas de todo o Brasil, atuando em parceria com o Ministério da Saúde.

Em 2000, o Hospital Santa Marcelina, em São Paulo, também passou a adotar as doulas voluntárias treinadas. Em 2002, esse trabalho chegou às maternidades da rede pública do Rio de Janeiro, com o surgimento das doulas voluntárias. Assim, em novembro daquele mesmo ano, as doulas voluntárias desse grupo tiveram a experiência de atuar como acompanhantes de parto, por alguns meses, na antiga Maternidade Leila Diniz, em Jacarepaguá, que mudou de local e perspectivas, infelizmente.

Mas, afinal, quem é e o que faz a doula voluntária? Ela poderá ter qualquer outra profissão e só disponibilizar um dia da semana para *se doar* a este trabalho. Ela cumprirá um plantão, com horário determinado, e apenas atuará como doula naquele momento. No fundo, ela passa a ser uma doula também, mas difere da profissional, que se mantém sintonizada com seu trabalho 24 horas do dia, todos os dias.

Esse é o modelo mais simples de doula, o qual a mulher só precisa ter a vontade de ajudar, ser otimista e encorajadora. Ela não precisa dominar técnica alguma. Seu papel fundamental é apenas estar presente com a parturiente, dando-lhe total apoio. Obviamente, no treinamento que ela recebe, vai obter informações básicas de anatomia e fisiologia do parto, saberá o que é recomendado pela OMS e vai aprender como massagear a gestante para aliviar as dores, a hora em que deve colocá-la no banho e o que pode e o que não pode fazer. Esses conhecimentos não são profundos, apenas o básico e necessário para sua atuação.

Por ser voluntária, não recebe remuneração. Trabalha no sistema de plantão, normalmente de 6 ou 12 horas, uma vez por semana. O restante de seu tempo é livre para dedicar-se a outros afazeres. A doula voluntária não é escolhida pela parturiente: é o destino que as faz se encontrarem na hora do parto. Portanto, se determinada mulher estiver em trabalho de parto num hospital da rede pública que ofereça esse serviço, e nesse mesmo momento for plantão de alguma doula, ela vai acompanhar essa parturiente – seu contato se restringirá somente nesse momento. Enfim, tudo o que a doula voluntária necessita é ter disponibilidade e disposição para fazer plantões semanais. E o que ela deseja, do fundo de seu coração, é doar seu tempo para servir outras mulheres em trabalho de parto.

7. Caminhos para encontrar a melhor doula

A GESTANTE PRECISARÁ TOMAR UMA SÉRIE DE CUIDADOS NA CONTRATAÇÃO de uma doula profissional, caso o hospital escolhido para o parto não tenha um programa de doulas voluntárias.

Embora o crescimento dessa profissão no Brasil e no mundo seja promissor, a realidade atual é que ainda não se depara com uma doula em qualquer canto. Por isso, o passo inicial para encontrar uma boa acompanhante de parto é solicitar informações junto ao profissional mais próximo da gestante: o obstetra ou o responsável pelo parto (uma parteira, por exemplo). Perguntar a ele se tem alguma indicação, e principalmente se já trabalhou com a participação de doula em parto.

Esse cuidado é importante porque o obstetra ou qualquer outro responsável pelo parto sempre saberá informar quem são as doulas mais preparadas para realmente cooperar com a gestante e toda a equipe médica. Infelizmente, algumas mulheres, que se dizem doulas, sentem-se no direito de *orquestrar* o parto: dão ordens, confrontam os profissionais, criam situações difíceis, falam alto, expõem a parturiente a situações em que ela perde a privacidade... Essas pessoas acabam prejudicando a imagem das doulas, e consequentemente, ninguém as quer por perto na sala de parto. É por isso, também, que se a mulher conversar sobre esse assunto com seu médico e ele se mostrar contra a presença da doula por causa de alguma experiência negativa vivida, ela poderá tentar mostrá-lo que a doula bem preparada só acrescenta:

ela não vai atrapalhar o médico, passar por cima dele ou criar qualquer dificuldade para a equipe.

Outros caminhos que conduzem à doula

Além do responsável pelo parto, a mulher também encontrará preciosas informações no curso de gestantes que frequenta. Nele, ela poderá buscar referências com os próprios preparadores – que, certamente, conhecerão o trabalho de algumas doulas – e também com as outras gestantes participantes do curso. No troca-troca de experiências, elas poderão comentar se serão acompanhadas por uma doula, ou se conhecem alguém, ou se recomendam ou não.

Aliás, as amigas são sempre boas fontes de informação. A futura mamãe pode perguntar às que já tiveram filhos se elas contaram com a ajuda de uma doula no parto. Vale questionar, principalmente, aquelas em que se sabe que tiveram um parto mais humanizado – as chances delas terem sido acompanhadas por uma doula são maiores. E uma vez encontrando uma amiga que passou por essa experiência, a mulher deve aproveitar para tirar todas as dúvidas com ela. Assim, conhecendo de antemão como foi o trabalho dessa profissional, saberá se tem chances de ser a doula mais indicada para ela também.

Outra opção de indicação sobre esta acompanhante de parto é na própria maternidade em que pretende ter seu filho. E, também, nas casas de parto. Os funcionários provavelmente terão referências de algumas doulas, até pelo fato de já as terem visto trabalhar. É bom ficar muito atenta a sites, revistas e outras publicações que sejam direcionadas às gestantes, porque podem conter reportagens que tratam da atuação das doulas, com indicações de profissionais.

Outra dica importante é consultar a ReHuNa. No Brasil, por enquanto, existem poucos cursos de formação. Nos cursos, certamente, será possível obter referências de profissionais de sua região. A Rede pela Humanização do Parto e do Nascimento (ReHuNa) é a melhor alternativa. Como se vê, embora não exista um número expressivo de doulas no Brasil, é possível ser acompanhada por uma, pois os caminhos que levam às doulas são muitos. E como diz o velho ditado: "quem procura, acha!". É crescente a expansão e adesão das mulheres a essa necessidade atual de fortalecimento do poder das mulheres grávidas na busca de retomar a autoconfiança.

Encontrou a doula? Então é hora de conversar!

Encontrando a doula, que, a princípio, parece a mais indicada, é preciso marcar um encontro para esclarecer uma série de questões – que terão peso decisivo na concretização da escolha. Primeiramente, observar se houve empatia com a doula, caso isso ocorra, ela poderá ser a acompanhante de parto. Só isso não basta. É fundamental que, nessa conversa inicial, sejam colocados em pauta as seguintes questões:

EXPERIÊNCIA ANTERIOR DA DOULA – A gestante deve perguntar há quanto tempo ela desempenha essa profissão, quantos partos já acompanhou e qual sua formação. O ideal é que seja uma doula capacitada por alguma instituição – seja dos Estados Unidos ou da Europa, por exemplo, onde existem inúmeras instituições de doulas, ou pelos cursos reconhecidos no Brasil.

MÉTODO DE TRABALHO – A gestante precisa descobrir como a doula se insere na cena do parto, ou seja, como ela atua. Caso venha com o seguinte discurso: "Vou fazer isso e aquilo, sou eu que dou as ordens, vou lutar para que só façam o que você quer...", é preciso tomar cuidado. Assim não se estará contratando uma doula, e sim um segurança! O principal é procurar saber quais os recursos que ela utiliza para amenizar a dor e para facilitar o parto, e como ela age em situações comuns e harmoniosas, assim como nas difíceis, quando ocorre algum problema. Outra questão importante é descobrir qual a disponibilidade da doula de estar no trabalho de parto: a que horas vai ao encontro da parturiente, se fica indefinidamente com ela (a assistência contínua no parto é muito importante), quando vai embora e se dá assistência também no pós-parto.

Sua sensibilidade em relação ao parto – A futura mamãe precisa questionar à doula se ela é do estilo mais tecnicista – adepta de episiotomias, cesarianas, anestesias... – ou se prefere utilizar recursos mais naturais. Esse é um aspecto que vai fazer grande diferença para a gestante que está em busca de um parto humanizado.

Experiência própria como mãe – Embora não seja fator determinante, também é interessante procurar saber se a doula tem filhos, para descobrir se ela já vivenciou trabalhos de parto na vida dela também.

Sua relação com os médicos – Deve-se perguntar com quais obstetras a doula costuma trabalhar. E, inclusive, se ela já acompanhou algum parto com seu médico, para ver como é o relacionamento entre eles.

Como encontrá-la a qualquer hora – Mesmo nesse primeiro encontro, é fundamental que a gestante saiba como encontrar a doula em qualquer circunstância, tomando nota de todos os seus contatos. As duas deverão combinar que, se no período do parto a doula precisar ir para algum lugar de difícil acesso, deve comunicar para a grávida onde está e como pode ser localizada com facilidade. Isso passará segurança e tranquilidade para a gestante. Por outro lado, a gestante também deverá fazê-lo, uma vez que ela será sua acompanhante no parto. É importante ter em mente que, quando essa profissional se compromete, ela deixa de viajar, de fazer cursos e tudo o mais que a manterá afastada, porque tem consciência do compromisso assumido com a parturiente. Portanto, deve haver esse cuidado por parte da gestante.

FORMA DE PAGAMENTO – Como qualquer outro profissional que se contrata, deve-se combinar os honorários. É preciso então saber como a doula quantifica seu trabalho: algumas estipulam preços fixos (às vezes, até incluindo a assistência no pós-parto) e outras preferem cobrar por horas trabalhadas.

A cobrança de honorários por hora trabalhada merece um comentário: em média, o trabalho de parto de um primeiro filho leva umas 12 horas – às vezes, até mais. Assim, alguns casais, querendo economizar, solicitam a doula depois que a mulher já ficou horas e horas em trabalho de parto. Isso, muitas vezes, faz com que a doula chegue ao local apenas para ver o nascimento. As gestantes não devem fazer isso, porque já está provado que a doula reduz o tempo do trabalho de parto.

Um estudo realizado por Simkin e O'Hara[1] afirma que as mulheres que começam a ter um apoio no parto o mais cedo possível experimentam mais benefícios do que as que recebem o suporte apenas quando o trabalho de parto já está muito avançado. Diante disso, não se deve pensar em economia na hora de recrutar a doula. Sua assistência pode levar ao nascimento bem antes de 12 horas, além de trazer mais conforto e alívio para a parturiente.

De qualquer forma, vale salientar que o pagamento da doula é totalmente negociável. No entanto, convém salientar que: indepen-

---

[1] SIMKIN, Penny; O'HARA, Mary Ann. Alívio não-farmacológico da dor durante o parto. *American Journal of Obstetrics and Gynecology*, 2002.

dentemente do resultado do parto, a combinação do pagamento deve ser mantida. Se, por exemplo, a mulher planejava parto normal, mas aconteceu uma cesariana (ou qualquer outro fato inesperado), a doula não deixou de prestar seu trabalho, e, consequentemente, deve ser paga.

Portanto, esse é um verdadeiro roteiro para a mulher seguir no primeiro contato com uma doula. Seguindo-o passo a passo, será possível traçar o perfil dessa acompanhante de parto, e avaliar se ela é realmente o que se busca. Afinal, a decisão pela profissional que estará ao lado da parturiente deve ser bastante consciente, porque esse momento será único na vida da gestante. E ela merece ter a seu lado alguém que realmente transforme esse instante numa experiência ainda mais especial.

8. Como se tornar doula profissional

AS PRIMEIRAS (E POUCAS) DOULAS PROFISSIONAIS QUE SURGIRAM NO BRASIL – nos anos 70 e 80 – eram totalmente autodidatas. Elas eram movidas por forte intuição e, muitas vezes, pelo conhecimento que possuíam por ter presenciado o acompanhamento de partos em situações familiares. Como, por exemplo, em casos de famílias numerosas, nas quais as filhas mais velhas assistiam ao nascimento de seus irmãos, e viam a mãe dando à luz em casa, acompanhada por outras mulheres (a parteira e amigas ou vizinhas, que cumpriam o papel de doulas sem nem o saberem), e passavam a ver esse acontecimento como uma coisa normal da vida.

Essas doulas, porém, fazem parte de uma outra geração. Agora, com o reconhecimento da profissão pelos principais órgãos de saúde, a história está mudando de figura. Já existem diversos cursos profissionalizantes no exterior, e os primeiros começam a surgir no Brasil. Graças à criação da ANDO, em 2001, uma das primeiras a oferecer cursos de capacitação com respaldo nos documentos da OMS. Os cursos que existem no Brasil ainda não têm uma padronização oficial.

Desse modo, a pessoa interessada em se tornar doula terá, inicialmente, que estudar – e, logicamente, sentir um forte desejo de trabalhar com mulheres grávidas, ter muita paciência e disponibilidade (ver Capítulo 5). Além dos cursos, existem outras formas de se tornar uma profissional:

FORMAÇÃO INDIVIDUAL – Ela poderá ter aulas particulares com uma doula que possua o certificado de treinadora e uma vasta experiência no assunto. De preferência, que esta doula tenha o certificado e autorização de instituição reconhecida.

PARTICIPAR DE CURSOS DE VOLUNTÁRIAS – Também é possível realizar cursos para ser doula voluntária, junto a instituições ou grupos que realizem esse trabalho de capacitação de mulheres interessadas em doar algumas horas de sua semana como acompanhantes de parto. Em geral, são ministrados por doulas profissionais e outros profissionais de saúde, que complementam o ensino de anatomia e fisiologia. Contam, ainda, com palestras de profissionais específicos da área, como obstetras e neonatologistas (pediatras que atuam na sala de parto). A doula voluntária, dependendo de seu aprofunda-mento e de sua dedicação, poderá vir a descobrir que é isso que deseja ter como profissão. Assim, com os anos de prática e desde que cumpra os requisitos para certificação, poderá também se profissionalizar.

FORMAÇÃO NO EXTERIOR E/OU CURSOS COM PROFISSIONAIS VINDOS DE FORA – Nos Estados Unidos e na Europa, existem associações e instituições que capacitam mulheres em doulas profissionais. Uma delas é a *Doulas of North America* (DONA – Doulas da América do Norte), que possui reconhecimento internacional. Além disso, quem está no Brasil deve ficar atento para os cursos e *workshops* oferecidos por profissionais que vêm do exterior, especialmente para capacitar nossas doulas. Inclusive, já tivemos cursos e *workshops* de membros dessa associação americana no Brasil – como já aconteceu em janeiro de 2003, com os *workshops* ministrados por Debra Pascali-Bonaro, no Rio de Janeiro e em Brasília.

Para completar todo esse conhecimento sobre a atuação das doulas, vale lembrar que a doula que deseja utilizar terapias naturais durante seu acompanhamento aos partos também necessitará participar de cursos específicos, como de Fitoterapia, Do-In, Cromoterapia, etc. Embora não seja obrigatório que a doula utilize essas terapias em sua prática, é um trabalho complementar interessante. E, acima de tudo, seja qual for o caminho percorrido para tornar-se uma doula profissional, é importantíssimo que a mulher procure uma atualização constante, através da participação em cursos de reciclagens e congressos, e da leitura de livros e outras publicações sobre o assunto. Esta será uma garantia para que se conquiste maior espaço no mercado de trabalho.

A importância do contrato de trabalho

Uma vez que a mulher se torne doula profissional, obviamente passará a ter suas primeiras clientes. E, como em qualquer outra relação de serviços prestados, é importante que seja feito um contrato (ou, pelo menos, um acordo por escrito) entre a doula e a gestante. Até isso representa um avanço nesse ramo do mercado de trabalho. Até pouco tempo atrás, os contratos das doulas com suas clientes eram totalmente verbais. Com isso, muitas vezes a doula acertava com uma grávida de acompanhá-la em seu parto, e, na hora H, a parturiente não a solicitava pelas razões mais variadas. Já a doula, por se saber comprometida com a cliente, deixava de realizar outras atividades, mantendo-se disponível à espera do chamado para este parto. Assim, além de perder a oportunidade de auxiliar a mulher, também perdia a remuneração e a possibilidade de realizar outros trabalhos ou projetos pessoais (como uma viagem, um congresso ou um curso).

Mas agora, com a valorização da profissão de doula, cada vez mais torna-se necessário formalizar o tipo de serviço que será oferecido, e o que se espera do contratado e do contratante. Nos Estados Unidos, esses contratos são bastante comuns. E no Brasil, onde a profissão começa a crescer, também devem passar a fazer rotina da relação doula-cliente. Nesse contrato, as cláusulas devem ser claras, como constar as atividades que serão desenvolvidas pela doula, os detalhes da remuneração, independentemente do desenrolar do parto (nem sempre acontece o parto normal ou da forma desejada, como era esperado, mas a doula mantém-se presente o tempo todo com a parturiente).

É importante mencionar que existem nascimentos em que a doula não precisa fazer praticamente nada (porque o trabalho de parto está correndo maravilhosamente bem), mas ela está ali disponibilizando seu tempo e, por isso, deve receber o valor total que foi combinado. Além disso, é interessante que o contrato estipule o pagamento de um sinal, garantindo o serviço para ambas as partes: tendo pago a importância, a gestante não hesitará em chamar a doula quando sentir os primeiros sinais de que dará à luz. E a doula, se deixar de comparecer ao parto, deverá devolver o sinal à cliente. Nesse ponto, inclusive, é importante que o contrato também apresente a possibilidade de a doula ter uma substituta, em caso de necessidade, que também deverá assinar o documento, comprometendo-se com a gestante. Veja, a seguir, um modelo de contrato com base no que é utilizado pelas doulas norte-americanas.

Acordo Entre Doula e Cliente Referente aos Serviços Prestados pela Doula e Honorários

Sra. _____,

Neste documento constam os serviços de apoio ao trabalho de parto (doula) que estarei oferecendo. Isto servirá como um acordo entre nós.

Antes do parto

- A doula deve ter um encontro com a cliente e seu parceiro (ou qualquer outra pessoa que venha a estar presente com a mulher na hora do parto) pelo menos uma vez antes do parto, para que se tornem conhecidos, para explorar e discutir as prioridades da cliente, quaisquer medos ou apreensões, e para planejar a melhor forma de trabalho em conjunto. Nessa ocasião, será conversado sobre as formas de pagamento. Esse encontro não obriga a gestante a contratar os serviços da doula.

- A doula irá se familiarizar com as expectativas de parto da cliente, incluindo suas preferências em relação ao uso de medicações de alívio da dor, e como ela e o parceiro planejam trabalhar juntos. Ela informará ao casal quais são suas opções no manejo da dor e da fadiga, ajudando-o a preparar o melhor plano de parto possível.

- A doula e sua cliente poderão decidir agendar outros encontros e certamente manterão contatos telefônicos sempre que necessário. A cliente deve informar a doula sobre resultados de exames e sinais possíveis de início do trabalho de parto.

- A doula deve informar à cliente quando estará disponível para atendê-la no trabalho de parto e expor sua disponibilidade de tempo de acordo com a data provável do parto. Para dar cobertura nesse momento, deverá sugerir o nome de uma doula de sobreaviso que a cliente também deverá conhecer. Essa doula será a substituta direta da doula titular, estando disponível quando esta não puder atender a cliente.

Durante o parto
(Os itens seguintes referem-se à doula titular e à doula substituta)

- A cliente deve entrar em contato com a doula quando achar que iniciou o trabalho de parto, mesmo acreditando que ainda não necessite. A doula poderá responder a perguntas e dar sugestões por telefone, e decidirá se deve encontrar a cliente imediatamente ou aguardar os acontecimentos.

- Em geral, a doula necessita de aproximadamente uma hora ou duas, para chegar ao encontro da cliente, a partir do momento que ela solicitar. Ambas decidirão qual o melhor local para se encontrarem – na casa da cliente, no hospital ou na casa de parto.

- A doula permanecerá com a cliente desde a hora que for solicitada, no trabalho de parto e durante o parto, procurando assegurar uma experiência segura e satisfatória.

- A doula utilizará seus conhecimentos e sua experiência para oferecer à cliente apoio emocional e físico. Ela pode fazer sugestões quanto à progressão do trabalho de parto, auxiliar com relaxamento, massagens, posições facilitadoras e outras técnicas de conforto.

- Quando necessário ou apropriado, a doula se comunicará com a equipe de assistência ao parto (principalmente obstetra e neonatologista) para assegurar que a cliente receba a informação de que necessita para fazer as escolhas na hora do parto.

Após o parto

- Normalmente, a doula permanece com a cliente por uma ou duas horas após o parto, acompanha a saída da placenta e os primeiros cuidados com a mãe e com o bebê, até que ela se sinta confortável e sua família esteja preparada para ficar com a cliente. Quando necessário, a doula pode auxiliar a cliente com a amamentação.

- A doula entrará em contato telefônico com a cliente para responder a perguntas, verificar seu bem-estar e o do bebê, avaliar seu trabalho de parto, e, quando possível e desejado de ambas as partes, agendar uma visita em momento oportuno.

- A doula estará disponível para responder às perguntas da cliente por telefone.

O que a doula não faz

- Realizar tarefas médicas, como aferir pressão arterial, verificar os batimentos cardíacos fetais, toques vaginais e outros.

- Tomar decisões pela cliente. A doula estará auxiliando a mulher a receber as informações necessárias para fazer escolhas conscientemente. A doula também a lembrará se houver divergências quanto ao plano de parto da cliente.

- Falar com a equipe em vez da cliente, com relação a assuntos nos quais as decisões estejam sendo tomadas. A doula discutirá com a cliente suas dúvidas e poderá sugerir opções. Mas cabe apenas à cliente e a seu companheiro falarem por si próprios com a equipe de saúde.

Falha da doula em oferecer os serviços

- A doula fará todo o esforço para atender ao parto. Todavia, em raras situações, isso pode ser impossível (geralmente, devido a um parto muito rápido). Se a falha em atender a cliente for de responsabilidade da doula, não haverá cobrança por seus serviços e o adiantamento pago será reembolsado. Devido a circunstâncias que fujam do controle da doula ou por falha da cliente em localizá-la, a doula ficará com o sinal e não haverá cobranças a mais.

Valores

Meus honorários pelos serviços descritos são de _____ _____, para serem pagos da seguinte forma:

_____ – taxa de serviços a ser paga no momento da contratação de meus serviços de doula.

_____ pagos preferencialmente até uma semana após o parto*.

* Ou o que for combinado para a facilitação do pagamento.

Eu/nós lemos esta Carta de Acordo, descrevendo os serviços de doula, e concordamos que representa o combinado.

Nome da doula titular:
Endereço:
Telefone:
Identidade:

Nome da doula substituta:
Endereço:
Telefone:
Identidade:

Nome da cliente:
Endereço:
Telefone:
Identidade:

Nome do companheiro/familiar:
Endereço:
Telefone:
Identidade:

Data: _____/_____/_____

_____   _____
Cliente   Companheiro/Familiar

_____   _____
Doula titular   Doula substituta

Ética profissional da doula

Assim como em qualquer profissão, convém as doulas seguirem um código de ética. Isso é praxe em todos os países em que existem associações fortes de doulas. Baseando-se nos códigos internacionais, são sugeridas as seguintes regras éticas que devem ser praticadas pelas profissionais brasileiras. Aqui estão as de maior importância:

- A doula deve manter padrões elevados de conduta pessoal e integridade profissional, mostrando ser uma pessoa idônea.

- A doula deve dedicar-se com afinco para tornar-se e se manter competente em sua prática profissional e no exercício de suas funções. Para manter-se atualizada a respeito de todos os avanços relativos ao parto, deve buscar realizar cursos de reciclagem, afiliar-se às organizações relacionadas a seu trabalho e associar-se com outros provedores de cuidados no parto.

- A doula deve sempre dar prioridade aos interesses das clientes, respeitando suas escolhas. Deve prestar assistência à cliente de forma que ela tenha a melhor experiência de parto.

- A doula deve respeitar a privacidade de suas clientes e manter em sigilo todos os acontecimentos e as informações que surjam durante seu serviço profissional.

- A doula deve orientar a cliente no sentido de encaminhá-la para serviços ou profissionais apropriados – que estejam fora de sua área de atuação –, de acordo com suas necessidades.

- A doula deve ter seriedade e manter os compromissos firmados no acordo com sua cliente.

- Doulas profissionais devem acertar honorários justos e ponderados. Elas devem descrever serviços oferecidos, os termos de pagamento e a política de reembolso.

- A doula deve tratar suas colegas de profissão com respeito e não invadir suas clientelas. Ela deve tratar as clientes de suas colegas com toda a consideração profissional.

- A doula deve respeitar as outras pessoas da equipe de trabalho (obstetras, parteiras, enfermeiras-obstetras etc.), não invadindo o espaço desses profissionais. Deve evitar críticas à atuação deles durante o trabalho de parto. Os benefícios da participação das doulas não são resultado de sua habilidade em lidar com o trabalho de parto ou discutir com a equipe, e sim de sua presença contínua ao lado da cliente, seu carinho, seu encorajamento e seus cuidados maternais, capazes de aliviar a dor e o medo da mulher de ter um parto normal.

- A doula deve conhecer exatamente o que lhe compete realizar no acompanhamento ao parto e, a partir daí, manter a integridade da profissão. Ela deve conhecer sua exata missão.

- No serviço comunitário, a doula deve se doar integralmente, sem esperar retorno financeiro ou reconhecimento de qualquer espécie.

- A doula deve incorporar como missão o lema: "*Uma doula para cada mulher que esteja dando à luz.*" Ela deve fazer valer este ideal, oferecendo suporte ao parto com redução de honorários ou ainda gratuitamente, sempre que possível.

- A doula deve procurar manter, em sua abrangência de trabalho, o bem-estar geral da mulher e de seu bebê, ampliando esse cuidado aos familiares mais próximos, sempre que possível, com informações que lhes digam como está a parturiente e a criança, tranquilizando-os e tratando-os bem. A doula não pode tomar partido e deve ficar à parte de conflitos familiares de sua cliente, esforçando-se, simplesmente, para apoiá-la em seu estado emocional e para dar-lhe conforto físico.

Normas de conduta a serem seguidas

Além da necessidade de as doulas seguirem um código de ética, também existe a necessidade de normas de conduta para essas profissionais. Aqui estão as principais, que se referem ao dia a dia das acompanhantes de parto:

Dos serviços oferecidos – A doula acompanha a mulher durante o trabalho de parto, oferece apoio emocional e suporte físico, sugere medidas de conforto e provê auxílio e sugestões para o parceiro. Confere apoio emocional no pré e no pós-parto, explicações a respeito das práticas e dos procedimentos, e assistência na aquisição de informações relativas às decisões que serão tomadas no parto.

Dos limites da prática – O trabalho da doula aplica-se ao apoio emocional e físico somente. Ela não realiza tarefas clínicas ou médicas, como aferir a pressão arterial, verificar os batimentos cardíacos fetais, realizar exame de toque vaginal ou praticar cuidados clínicos no pós-parto. Aquelas que também forem profissionais de saúde e escolherem oferecer serviços à cliente fora do espectro de atuação da doula, não devem se apresentar como doula para suas clientes ou para outras pessoas.

Da defesa da doula aos interesses da cliente – Clientes e doulas devem reconhecer que a doula não pode realizar um papel de defesa, no qual falaria em nome da cliente ou tomaria decisões por ela. A tarefa da doula é melhor descrita como suporte, informação, mediação ou negociação (preferencialmente, sempre antes do parto, nunca durante). A doula auxilia a cliente a fazer seu plano de parto durante as conversas do pré-natal.

Durante o parto, ela pode oferecer esclarecimentos à cliente, encorajando-a a fazer perguntas ao médico e a expressar suas preferências e preocupações.

DAS INDICAÇÕES DE TRATAMENTOS – Para auxiliar a cliente em suas necessidades que estejam além da abrangência do treinamento da doula, esta profissional deve fazer indicações para recursos apropriados (como acupuntura, fisioterapia etc.).

DA CONTINUIDADE DA ASSISTÊNCIA – Caso surja um imprevisto impedindo que a doula dê continuidade ao serviço com sua cliente, por qualquer razão que seja, ela deve providenciar uma doula substituta. Se a doula sentir necessidade de não continuar no acompanhamento de uma cliente com que se comprometeu, é responsabilidade da doula notificá-la por escrito e arranjar uma substituta, se a cliente assim o desejar. Se ela não tiver alguém para indicar, deve apresentar à cliente profissionais com capacitação e reconhecimento adequados.

DO RESULTADO DO PARTO – Se o trabalho de parto da cliente estiver apresentando complicações, a doula deve mantê-la informada e ajudá-la a aceitar a necessidade de uma intervenção cirúrgica ou ações rápidas. Em vez de estimular a cliente a recusar algum procedimento, a doula deve oferecer toda a informação que ela necessita para poder tomar uma decisão acertada e com bastante consciência.

9. Técnicas utilizadas pela doula para facilitar o parto

COMO JÁ COMENTAMOS, HÁ MUITAS FORMAS DE A DOULA AUXILIAR A mulher que está dando à luz. E para mostrar exatamente o que ela pode fazer para trazer conforto físico e facilitar o nascimento, este capítulo apresenta algumas técnicas que são aplicadas durante o trabalho de parto. Em sua maioria, são exercícios que a parturiente pratica para obter uma série de benefícios, como: proporcionar a descida do bebê e até a sua rotação no ventre, caso ele esteja numa posição errada; aliviar as dores das contrações e dores na lombar e na barriga; facilitar a progressão do parto; ajudar no período de expulsão; e, simplesmente, para relaxar. Para realizá-los, ela pode contar com a ajuda da doula e/ou do companheiro.

Obviamente, a doula não coloca a gestante para praticar todos esses exercícios durante o trabalho de parto. Em geral, ela escolhe alguns deles, de acordo com a necessidade. Tudo vai depender do diagnóstico do obstetra ou da parteira, e, também, da parturiente: ela escolherá o que mais gosta e dirá como se sente melhor. Afinal, a mulher pode não se sentir bem realizando determinadas posturas, e, por outro lado, pode gostar tanto de alguma delas a ponto de só querer praticá-la.

Mas, independente dos exercícios escolhidos para serem postos em ação, um fato é inquestionável: durante as contrações, a mulher sempre precisa "trabalhar", para ajudar na progressão do parto. Ela não deve ficar inativa, e sim fazer o que seu corpo pede, ou seja, uma atividade direcionada. Contudo, não pode se esgotar. Se a parturiente se sentir muito cansada, vai atrapalhar no andamento do parto. Durante o intervalo das contrações, é fundamental relaxar. Apenas quando está havendo alguma dificuldade para a progressão do nascimento é que a doula costuma orientar exercícios para esse momento.

Outra questão que é consenso: caminhar é ótimo para o trabalho de parto, principalmente durante as contrações. Esse simples ato alivia a dor e facilita a descida do bebê. Também é uma alternativa excelente para quando o bebê está alto e ainda não encaixou, quando a mulher está precisando de mais dilatação, houve a ruptura da bolsa e não há contrações. Em algumas maternidades, inclusive, só vai ser mesmo possível que a gestante caminhe, porque não há espaço nem ambiente apropriado para outra atividade. E pode ter certeza de que já será uma grande ajuda! Até porque, vale lembrar de mais uma vantagem da caminhada e de todos os exercícios que são realizados em pé: eles tiram proveito da gravidade e, por isso, ajudam na descida do bebê.

Alguns dos exercícios apresentados aqui também são feitos durante a gravidez, mas sem que isso represente qualquer problema (como antecipar o parto ou induzir contrações). Isso porque, ao longo dos nove meses, a mulher os pratica em menor quantidade, e é acompanhada por um profissional competente. Já quando estes mesmos exercícios são realizados enquanto a parturiente está tendo contrações, ela estará sob os efeitos de alterações hormonais, que estarão intensificando seus efeitos. E isso sem falar que, para a obtenção dos objetivos, a mulher os estará repetindo diversas vezes.

É interessante lembrar, ainda, que a doula poderá lançar mão de outros recursos além dos exercícios, para atingir as mesmas finalidades aqui descritas. Por exemplo, existem induções naturais ao trabalho de parto, mediante estimulação de pontos de acupuntura e do uso de shiatsu, moxabustão e digitopressão. A própria estimulação dos mamilos da gestante pode induzir as contrações, porque provoca a liberação do hormônio ocitocina. Estas alternativas podem ser utilizadas após a 40ª semana de gestação, quando o início do trabalho de parto está demorando a acontecer, ou mesmo durante o trabalho de parto.

A seguir, ilustramos diversos exemplos do que a doula pode fazer com a mulher que está prestes a dar à luz. Mas é importante salientar que essas fotos se tratam de uma demonstração, realizadas com uma grávida na 38ª semana de gestação. São, portanto, uma simulação, e não o trabalho de parto propriamente dito. Isso porque, para poder mostrar com detalhes os exercícios, implicaria perturbar um momento tão íntimo de alguma parturiente, realizando não apenas uma simples documentação, mas um verdadeiro trabalho fotográfico.

Exercícios que facilitam o parto

EM PÉ, COM APOIO

A parturiente relaxa totalmente, apoiada na doula ou no companheiro. Ela pode fazer um balancinho com o corpo, como se fosse o embalo de uma dança. O marido ou a doula pode, ao mesmo tempo, estar massageando a lombar da mulher. Esse exercício também pode ser feito durante as contrações, porque ajuda na descida do bebê, por a gestante estar de pé.

Finalidade – Relaxar, aliviar a dor e facilitar a descida do bebê.

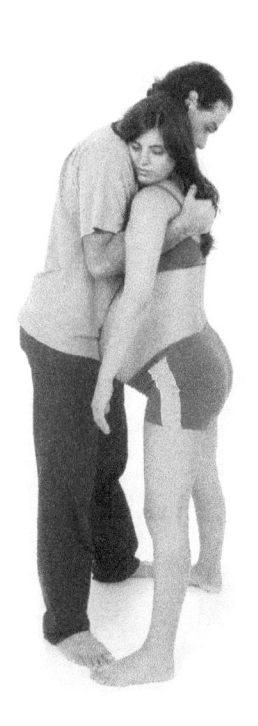

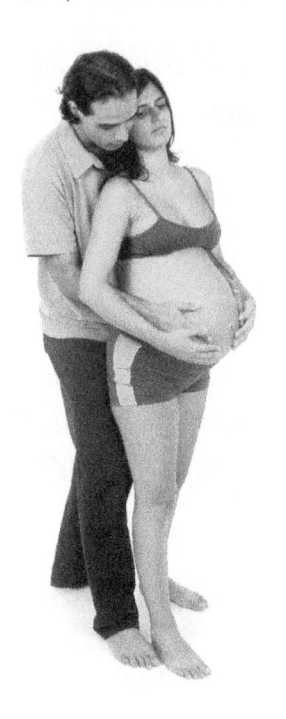

Andar abraçada ao companheiro

Durante as contrações, o marido abraça a parturiente por trás e eles vão andando juntos. Com este exercício, o marido sente-se mais útil e participa mais do parto. Além disso, a mulher sente-se mais confortável de caminhar com ele.

Finalidade – Ajudar na progressão do parto e dar apoio.

Reclinando para frente

A gestante reclina, podendo estar apoiada no companheiro, na cama ou na bola. Pode ficar nessa posição tanto durante as contrações, para receber massagem na lombar, como também nos intervalos, para relaxar.

Finalidade – Relaxar e aliviar a dor.

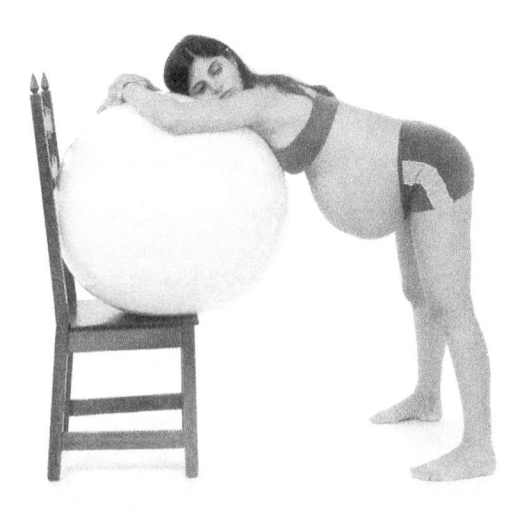

Em pé, com o *rebozo*

O *rebozo* é uma espécie de xale ou pano enrolado, bastante usado pelas parteiras mexicanas tradicionais. Neste exercício, a parturiente fica de pé e a doula se posiciona atrás dela, passando o *rebozo* por baixo da barriga, bem acima do púbis, como se desse uma levantada no bebê. Isso descomprime a parte inferior da barriga, trazendo uma sensação de alívio.

Finalidade – Relaxar, aliviar a dor e facilitar o posicionamento do bebê.

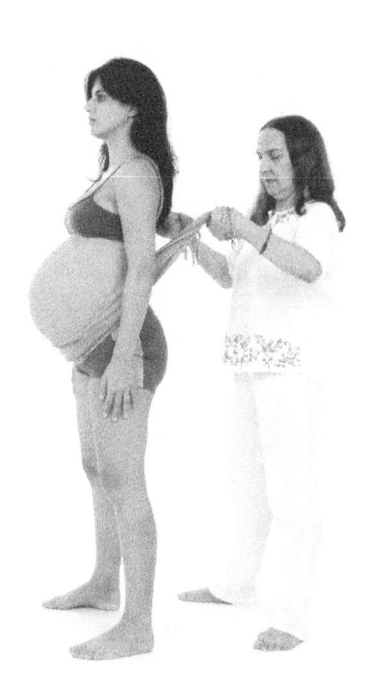

Rotação pélvica

Em pé, a parturiente vai fazer a rotação dos quadris: roda para um lado, depois para o outro, ou em caso de necessidade rodar só no sentido horário. O ideal é que, paralelamente, realize o *pranayama bhástrika* (exercício com respiração rápida, superficial e feita apenas pelo nariz). Esse exercício a ser feito durante as contrações. Por ser simples, a mulher pode praticá-lo quando estiver em casa, ao chegar na maternidade (por exemplo, enquanto espera na recepção para ser internada) ou em qualquer lugar. Ele é muito usado nos casos em que o bebê está muito alto (ver página seguinte).

Finalidade – Facilitar a descida, a rotação e o encaixe do bebê, e aliviar a dor lombar.

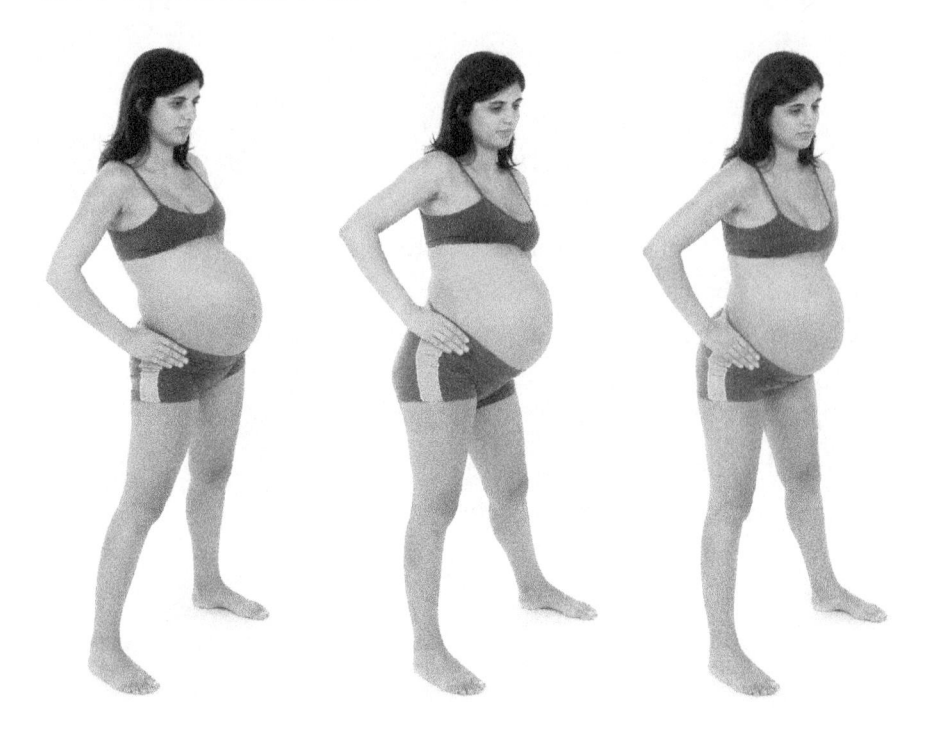

Abre a bacia

A parturiente apóia o pé direito ou o esquerdo – vai depender do diagnóstico do médico, dizendo se o bebê está mais para a direita ou para a esquerda – num local fixo (uma cadeira, por exemplo). Ela flexiona a perna em direção ao pé, realizando um alongamento para frente. O exercício também pode ser feito de joelhos: a mulher inicia com uma das pernas em 90º, e leva o joelho para frente. Isso abre a bacia e é como se desse uma levantada numa das laterais do púbis, criando mais espaço para o bebê fazer a rotação que ele precisa, (ver página seguinte).

Finalidade – Facilitar a virada do bebê que está em OP (*occiptus posterior* – quando ele entra na bacia de forma mais difícil) e aliviar as dores.

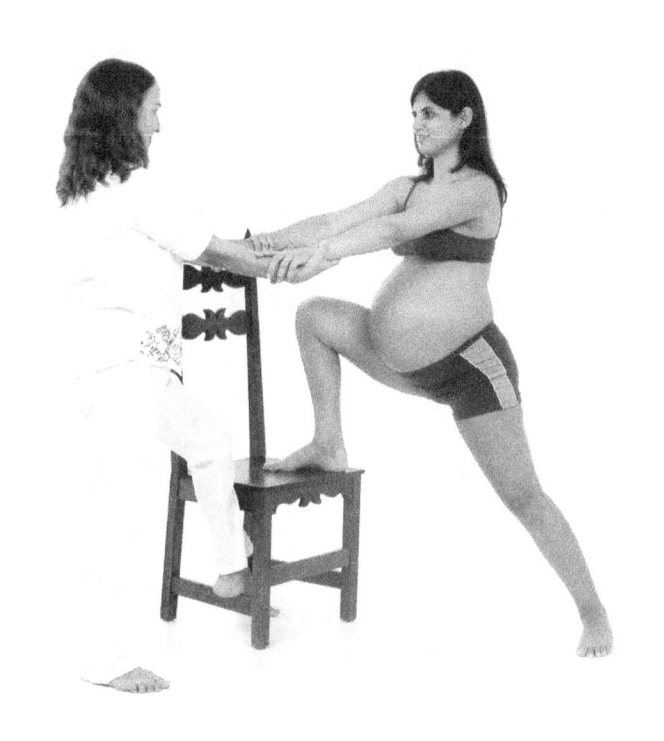

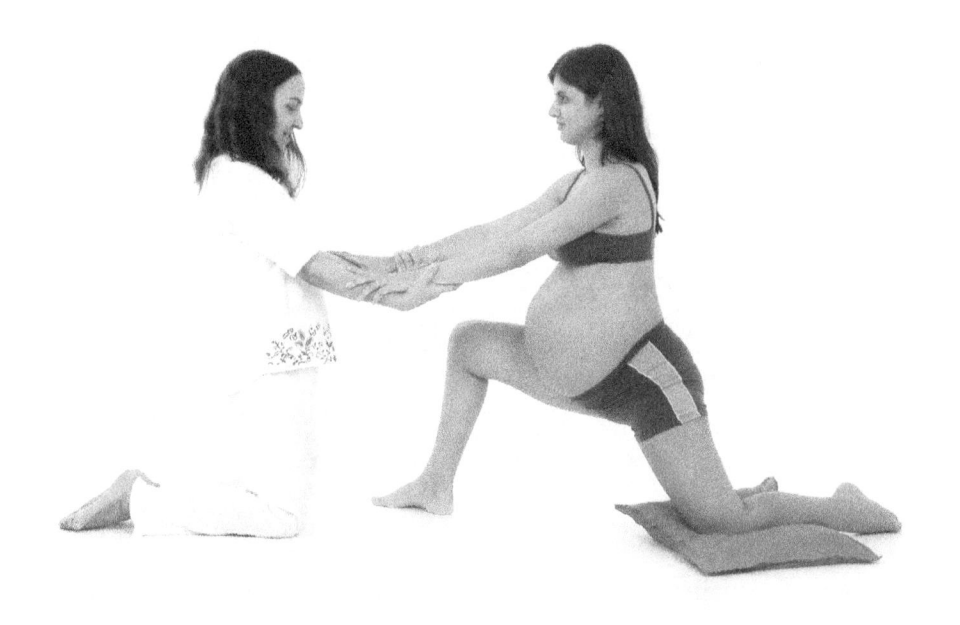

TÉCNICAS UTILIZADAS PELA DOULA PARA FACILITAR O PARTO / 101

Namaskar

A parturiente fica agachada e, dando as mãos para a doula, projeta o peso do corpo para um dos lados e depois para o outro. Com isso, uma das pernas fica mais esticada e a outra, flexionada.

Finalidade – Ajudar na abertura pélvica, facilitar a virada do bebê que está em OP, dar alívio e provocar um adiantamento no trabalho de parto (devido à posição de cócoras).

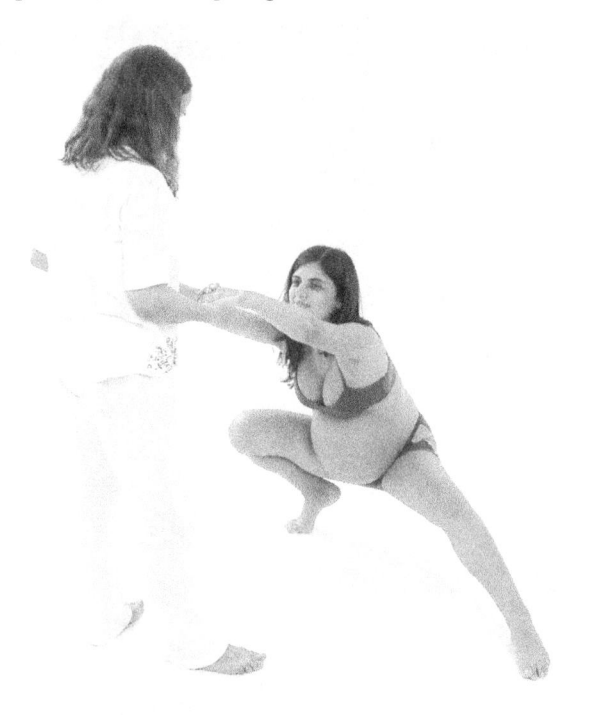

Andar de Patos

A gestante fica de cócoras e dá as mãos para a doula. Então, começa a andar para frente, na ponta dos pés, mantendo-se agachada: primeiro desloca uma perna, depois a outra. É um caminhar semelhante ao de um pato. O fato de ela estar de cócoras e, ao mesmo tempo, em movimento facilita muito o parto (ver página seguinte). Esse exercício também pode ser feito pela gestante sozinha no finalzinho da gravidez, ajudando a induzir o trabalho de parto que está demorando a se iniciar. O *Andar de Patos*, porém, é contraindicado para grávidas com lesões nos joelhos.

Finalidade – Facilitar a abertura pélvica, a descida e o encaixe do bebê.

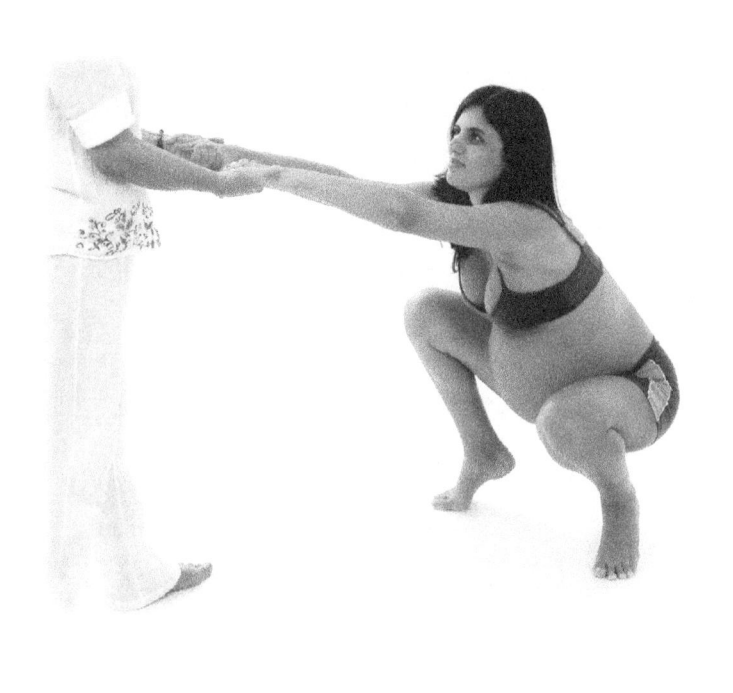

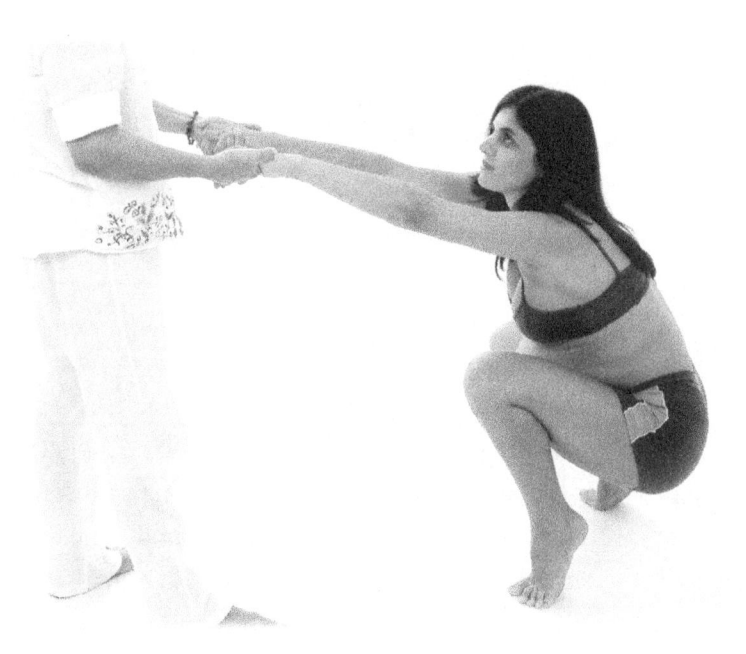

Borboleta

A parturiente permanece sentada, com os joelhos dobrados e os pés unidos à frente. Ela deve ficar balançando os joelhos durante as contrações. Nos intervalos, ela coloca as pernas para frente e relaxa. Para aliviar a dor no púbis, a própria grávida pode massagear seu baixo-ventre estando nessa posição.

Finalidade – Ajudar o relaxamento da musculatura e dos ligamentos pélvicos, provocando uma dilatação mais rápida. Também pode intensificar as contrações.

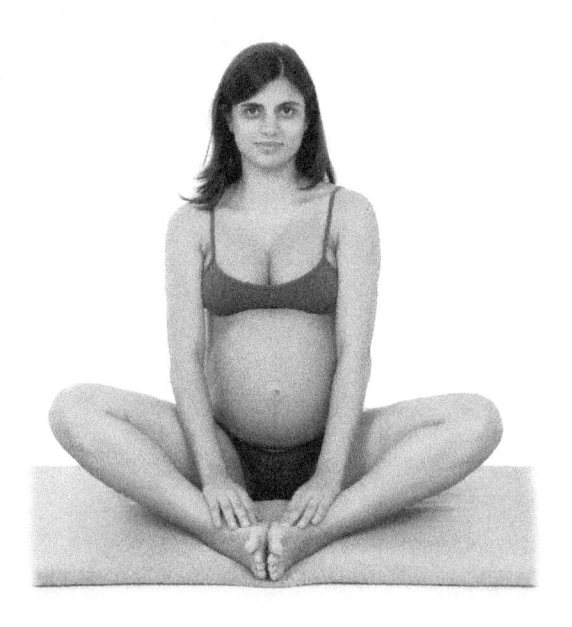

De cócoras

Segundo pesquisas do obstetra Cláudio Paciornick, essa posição já abre quatro centímetros de passagem para o bebê. O cóccix fica livre e vai para trás, facilitando o nascimento. Caso a parturiente não consiga ficar de cócoras sozinha, pode segurar na cama, numa cadeira ou na mão de alguém. Ela também pode ficar sentada num lugar baixo e ser apoiada por trás pelo marido, que a segura pelas axilas (cócoras sustentada). O ideal, nessa posição, é que ela esteja com os pés totalmente em contato com o chão. Qualquer mulher consegue isso, recebendo apoio por trás (como no exercício de cócoras sustentada) ou mantendo-se apoiada numa barra.

Finalidade – Ajudar na progressão geral do parto, independente da posição que será adotada no momento da expulsão. E para quem vai dar à luz da forma mais natural possível, esta é, sem dúvida, a melhor posição para parir.

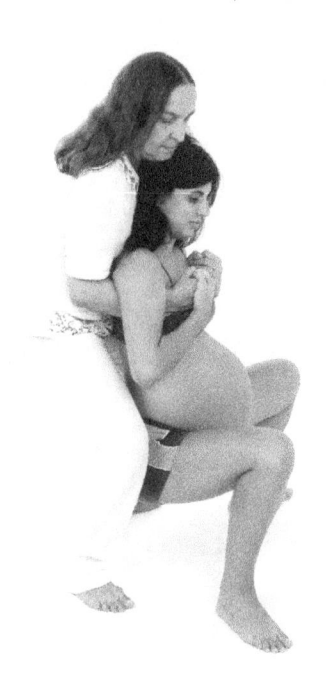

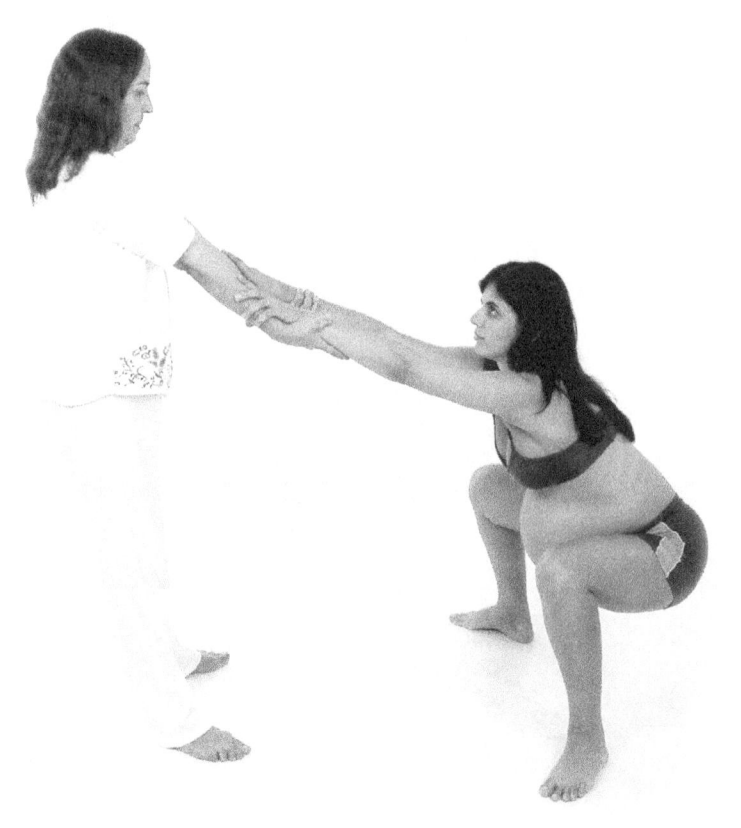

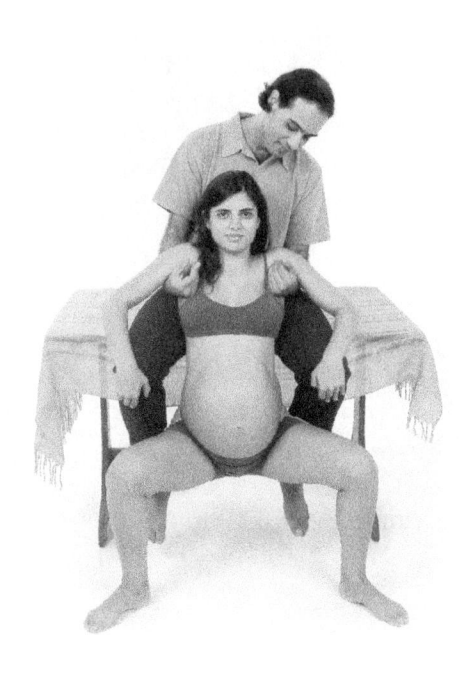

CÓCORAS SUSTENTADA ALTA

A doula ou o parceiro senta num lugar alto (como a cama), e a parturiente fica acocorada (não totalmente) apoiando-se nas pernas ou no pescoço dessa pessoa. Esta, por sua vez, segura a mulher pelas axilas. A posição ajuda demais na força da gravidade, permitindo que o bebê desça. E quando a gestante segura no pescoço do companheiro ou da doula, alonga muito e isso ajuda ainda mais na gravidade.

Finalidade – Ajudar na progressão do parto, principalmente nos casos em que o bebê está com dificuldade para descer.

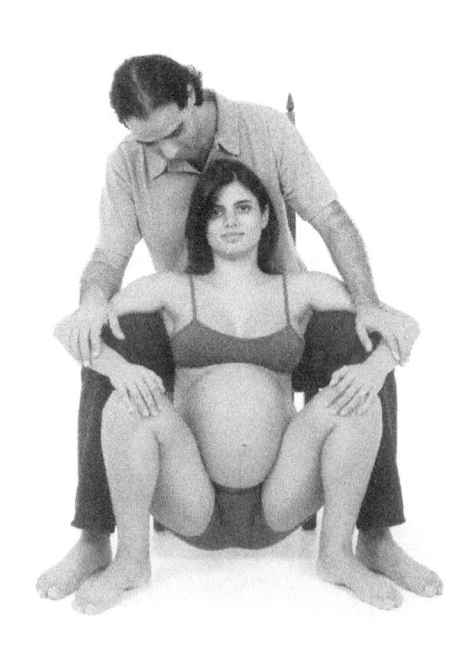

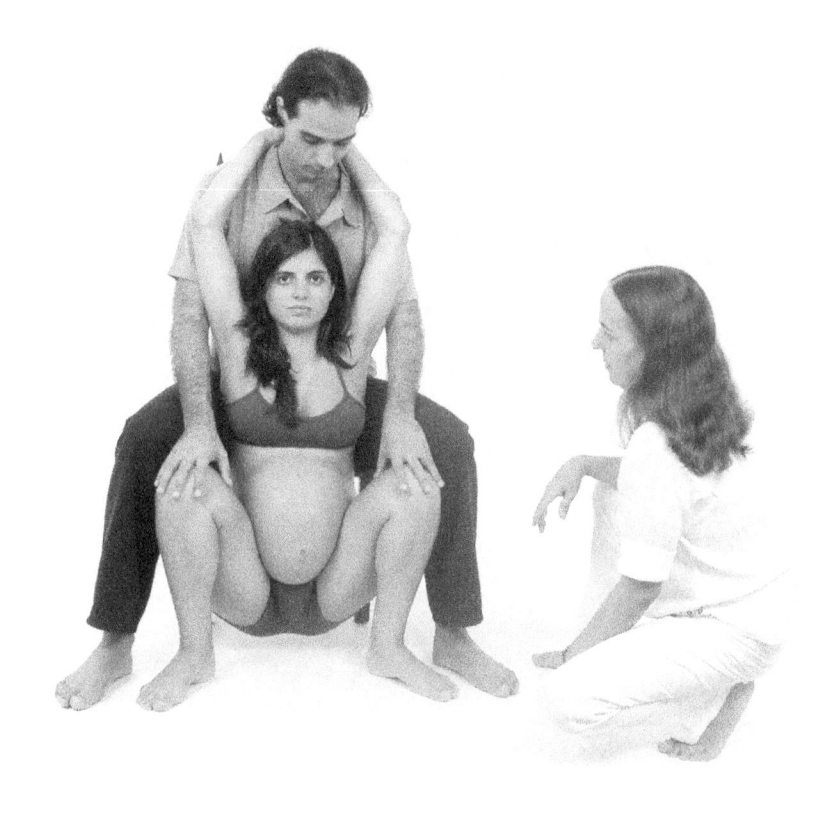

DE CÓCORAS COM O APOIO DO MARIDO E DUAS DOULAS

A mulher fica de cócoras e o marido mantém-se de pé, atrás dela, apoiando-a pelas axilas. Duas doulas participam do exercício: cada uma se posiciona de cada lado, e elas seguram o pulso uma da outra, por trás das costas da parturiente. As doulas posicionam a mão que está livre nas laterais do quadril e pressionam. Este exercício é uma mostra do que é chamado de *círculo de apoio*: várias pessoas (por exemplo, a doula, o marido, outra doula e o obstetra) ficam ao redor da parturiente durante as contrações. Todos permanecem à volta dela enquanto ela se exercita, realizando massagens e dando conforto (ver fotos na página seguinte).

Finalidade – Aliviar a dor e para o bebê descer. O *círculo de apoio* também transmitirá mais segurança para a grávida.

108 / A DOULA NO PARTO

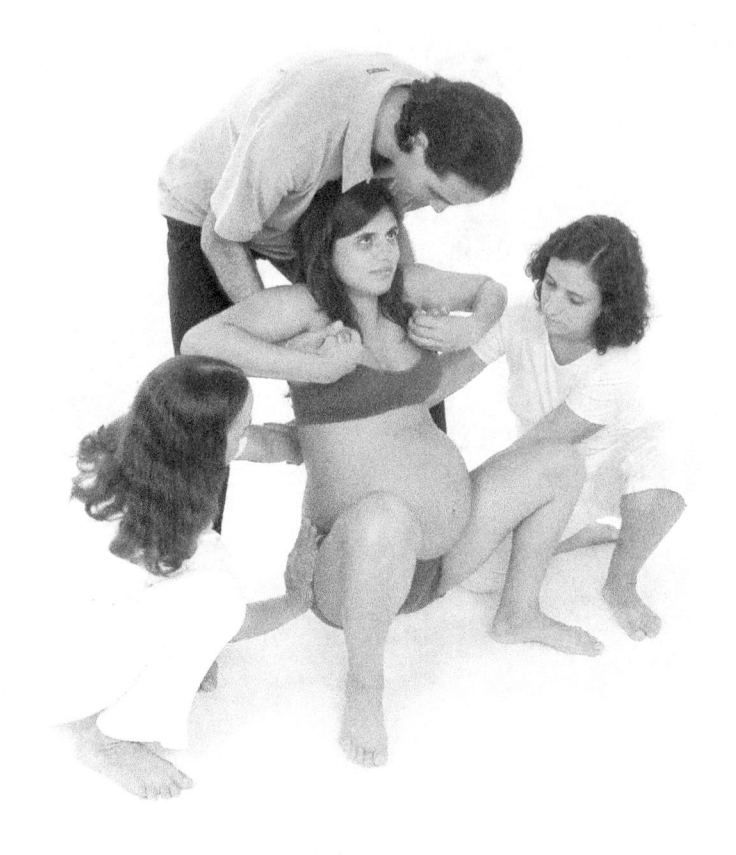

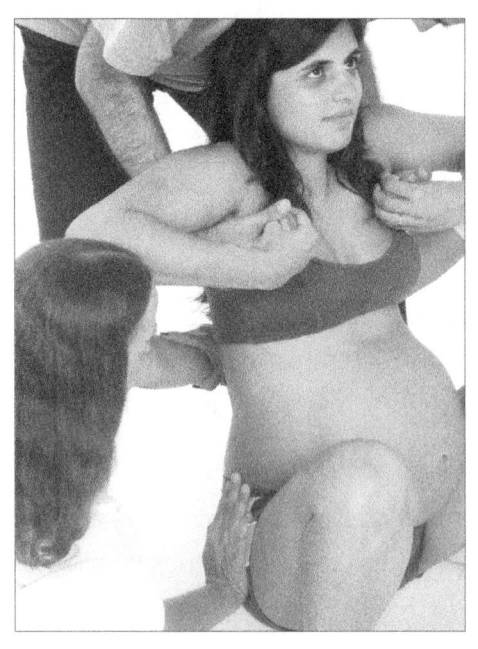

DE CÓCORAS NO COLO

A doula (ou o marido) fica sentada numa cadeira e a parturiente senta no colo de frente para ela, abraçando-a. Durante a contração, a doula separa bem os joelhos e deixa as nádegas da grávida descer. Dessa maneira, a gestante fica de cócoras no ar, sem fazer esforço, já que os pés dela saem do chão. No intervalo das contrações, a doula fecha as pernas e a mulher volta à posição inicial. Esse exercício não exige esforço da parturiente e nem é tão cansativo para a doula.

Finalidade – Relaxar (durante o intervalo das contrações) e, nas contrações, abrir a bacia e facilitar a descida do bebê.

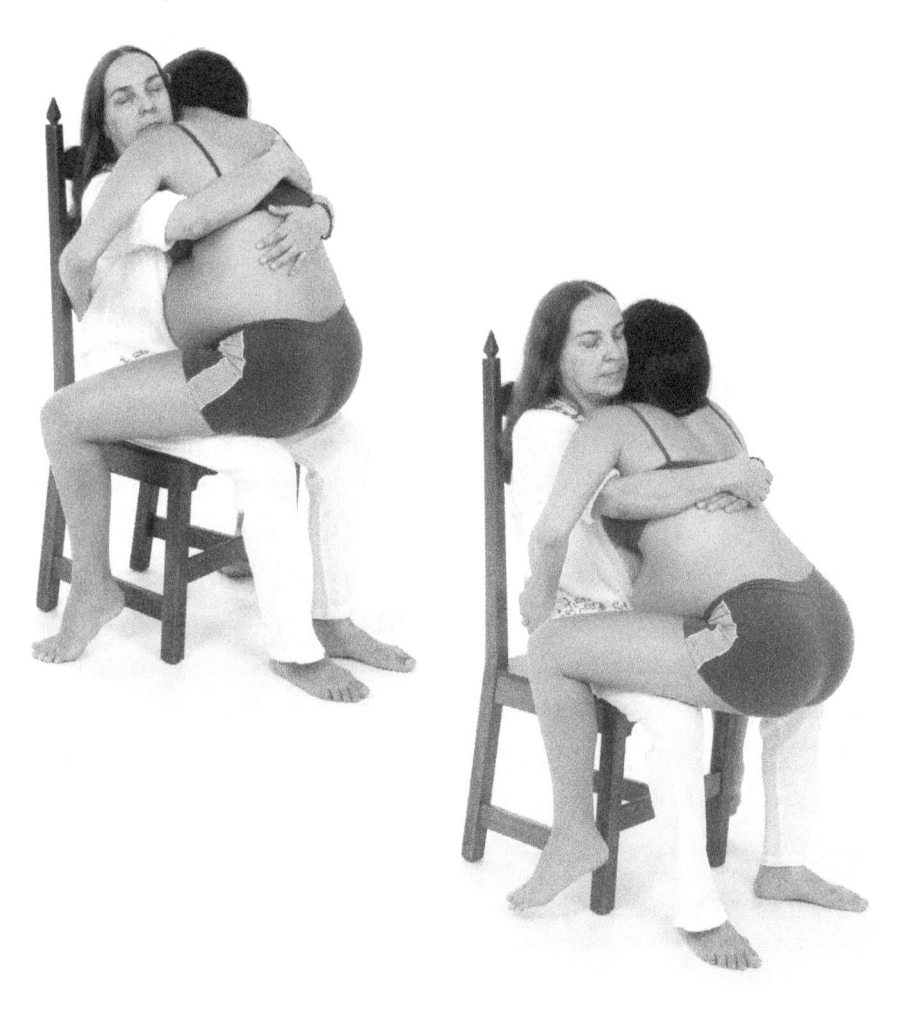

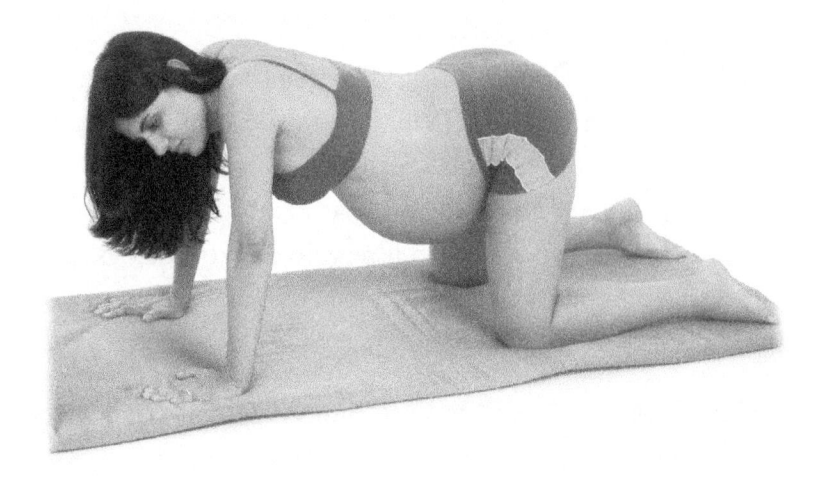

Quatro apoios

A posição de quatro é ótima para facilitar a rotação do bebê que está numa posição difícil para nascer, principalmente com distocia de ombro (quando ele não consegue realizar a rotação dos ombros). Inclusive, a parteira norte-americana Ina May Gaskin publicou um artigo médico em que ensina uma maneira de livrar o bebê que fica preso pelo ombro. Essa manobra, aprendida com uma parteira da Guatemala, é hoje amplamente usada e foi batizada com o seu nome. Ela provou, através de estudos científicos, que o simples fato de a parturiente ficar de quatro quando o bebê está com o ombro malposicionado, precisando fazer a rotação, é o suficiente para resolver o problema. Após a observação de 82 casos seguidos, foi constatada a reversão do quadro apenas com o posicionamento da mulher de quatro, sem que fosse necessário usar qualquer outro recurso. Em no máximo seis minutos, os bebês nasceram, sem o uso de medicamentos. Além disso, em 60% dos casos, os períneos ficaram intactos, apesar de os bebês pesarem mais de quatro quilos. A *Manobra de Gaskin* (como ficou conhecida) foi publicada em revistas médicas americanas.[1] Valendo-se da

---

[1] The Journal of Family Practice, (local), v. 32, nº 6, 1991.
The Journal of Reproductive Medicine, maio 1998.

posição de quatro, a futura mamãe pode alongar a coluna (sentando sobre os pés e alongando os braços à frente) para relaxar. Nessa posição a parturiente pode também fazer uma rotação dos quadris como um bambolê, também para facilitar a rotação.

Finalidade – Facilitar a rotação do bebê e tirar o peso da coluna, alongando-a e relaxando-a. Essa também é uma boa posição para o parto, porque dói menos e facilita o nascimento.

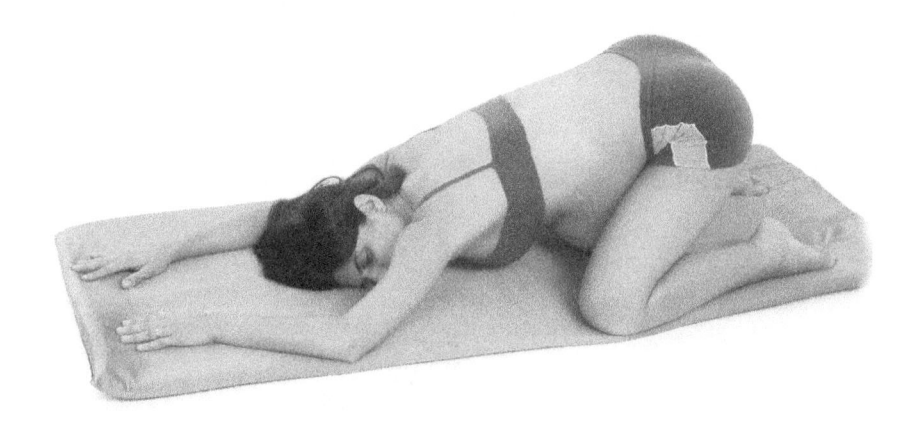

DE JOELHO NO PEITO

A parturiente fica de quatro e vai sentando sobre os pés, enquanto alonga os braços à frente. Seu peito encosta no chão. Esta posição, no yoga, é conhecida como uma variação do yoga mudrá. Quando a mulher eleva o bumbum, ela deixa um espaço mais livre na bacia, permitindo que o bebê faça as rotações de que necessita para nascer.

Finalidade – Relaxar e mudar a posição do bebê. Todas posições invertidas no yoga são altamente benéficas: relaxam profundamente, oxigenam o cérebro, evitam quedas de pressão e outros males.

PEITO NO CHÃO COM *REBOZO*

A parturiente fica de quatro, com o peito encostado no chão (numa posição semelhante ao yoga mudrá). A doula passa o *rebozo* sob a barriga da gestante e o puxa, deixando-a com as nádegas bem elevadas.

Finalidade – Aliviar a dor na frente da barriga e facilitar a rotação do bebê, quando ele está numa posição difícil para nascer.

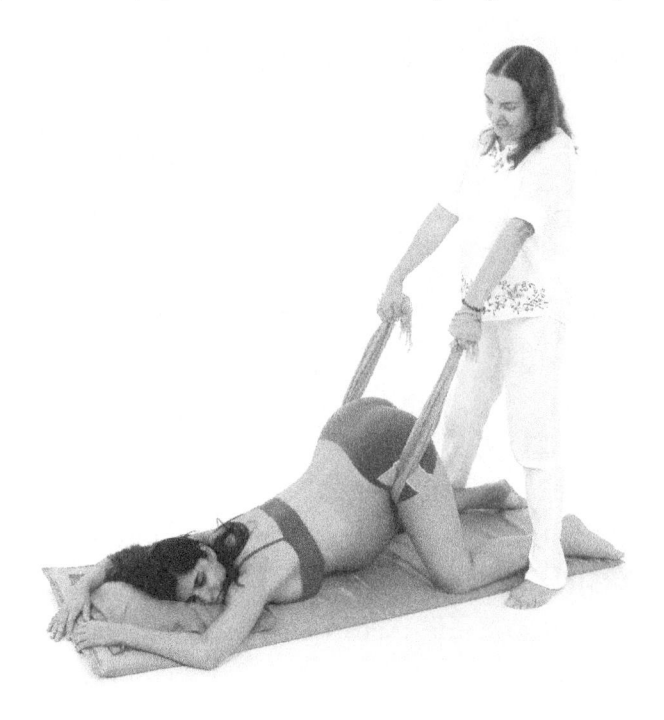

DEITADA DE BARRIGA PARA CIMA SOBRE REBOZO

A parturiente deita com a barriga para cima e a doula passa o *rebozo* mais aberto por baixo das costas dela, e fica fazendo o balanço do quadril para um lado e para o outro. Depois, a doula eleva o quadril da gestante. Esse exercício também pode ser feito durante a gravidez, como se fosse a meia ponte (ver página seguinte).

Finalidade – Aliviar a dor lombar e proporcionar um bom descanso para a coluna.

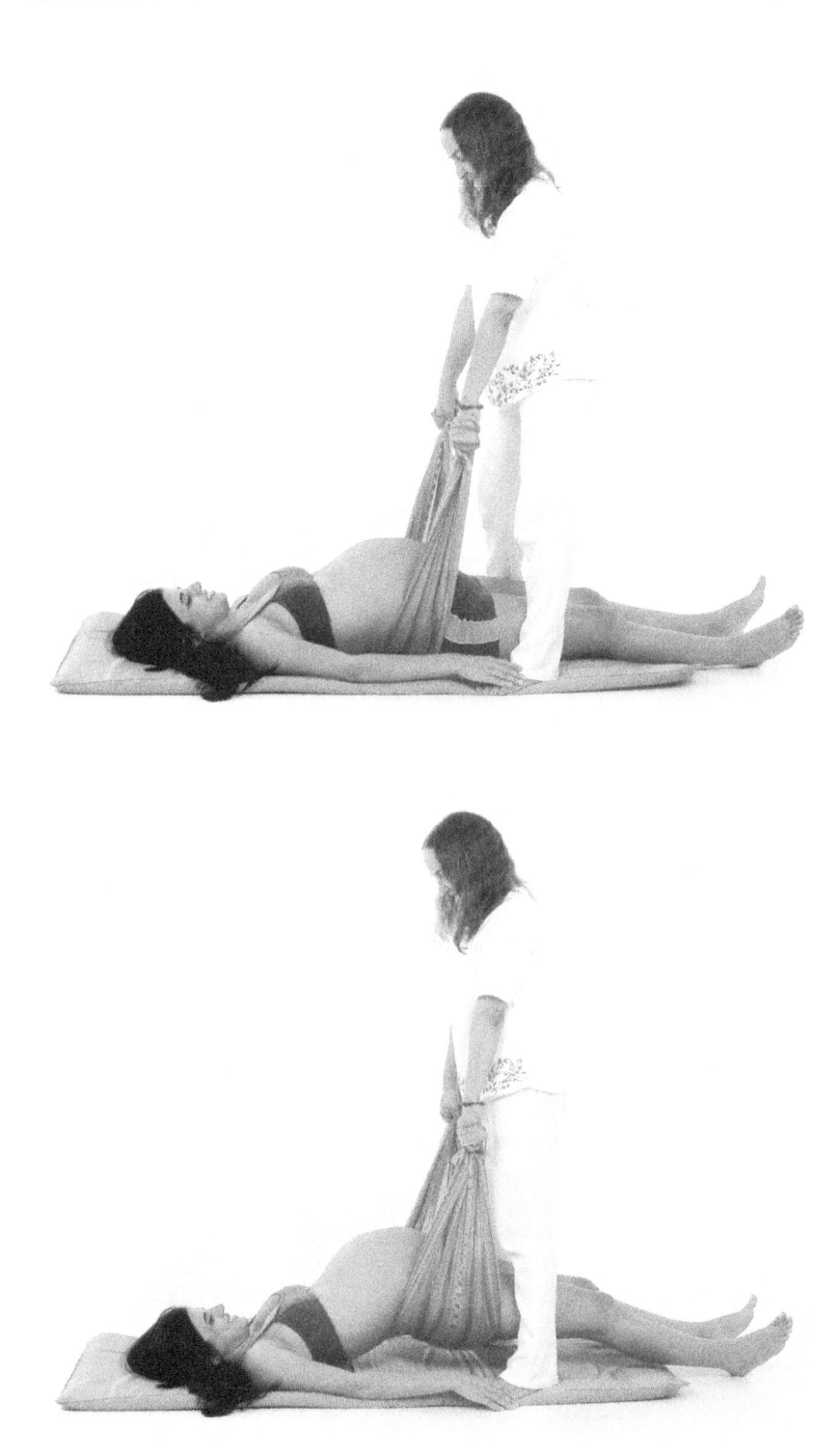

TÉCNICAS UTILIZADAS PELA DOULA PARA FACILITAR O PARTO / 113

Deitada de lado com a perna elevada

Com a ajuda de uma almofada bem alta ou de um banquinho sob uma das pernas, a mulher fica deitada de lado. Isso faz com que a bacia se alargue. Se a parturiente deita quase de bruços, abre ainda mais a bacia.

Finalidade – Fazer com que o bebê vá para a posição, quando ele está com dificuldade de realizar as devidas rotações.

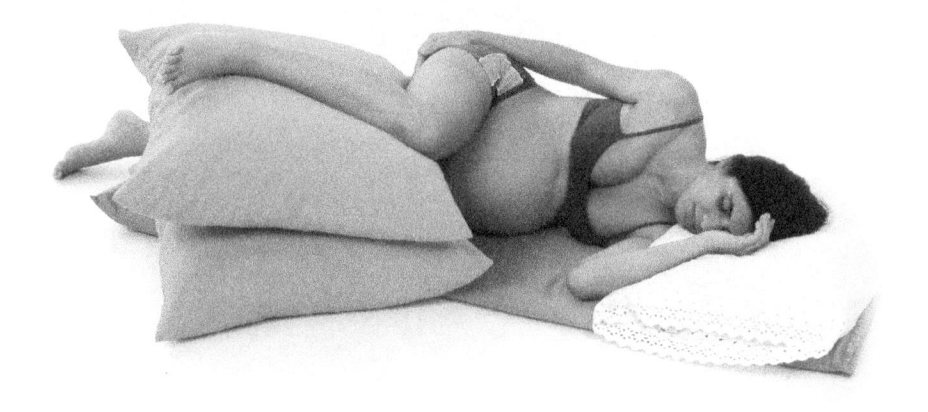

Deitada de lado, com almofadas

Nos intervalos das contrações, mais para o início do parto, a parturiente pode ficar deitada com almofadas entre os joelhos.

Finalidade – Permitir que a mulher relaxe e também é uma boa posição para ela ficar nos pródromos (início do trabalho de parto).

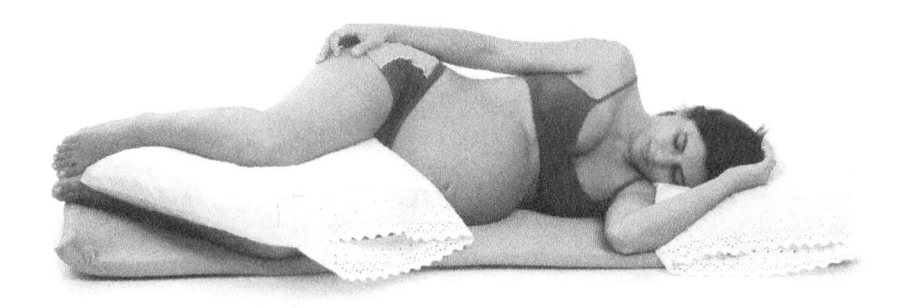

Semideitada (ou semi-sentada)

Na cama, a parturiente apoia bem as costas em almofadas, de modo que não fique nem sentada, nem deitada. Se quiser, pode manter as pernas elevadas, com a ajuda da bola. A doula, nesse momento, pode aproveitar e fazer massagem num ponto de do-in localizado no meio da testa, um pouco acima das sobrancelhas, o que provoca grande relaxamento.

Finalidade – Relaxar.

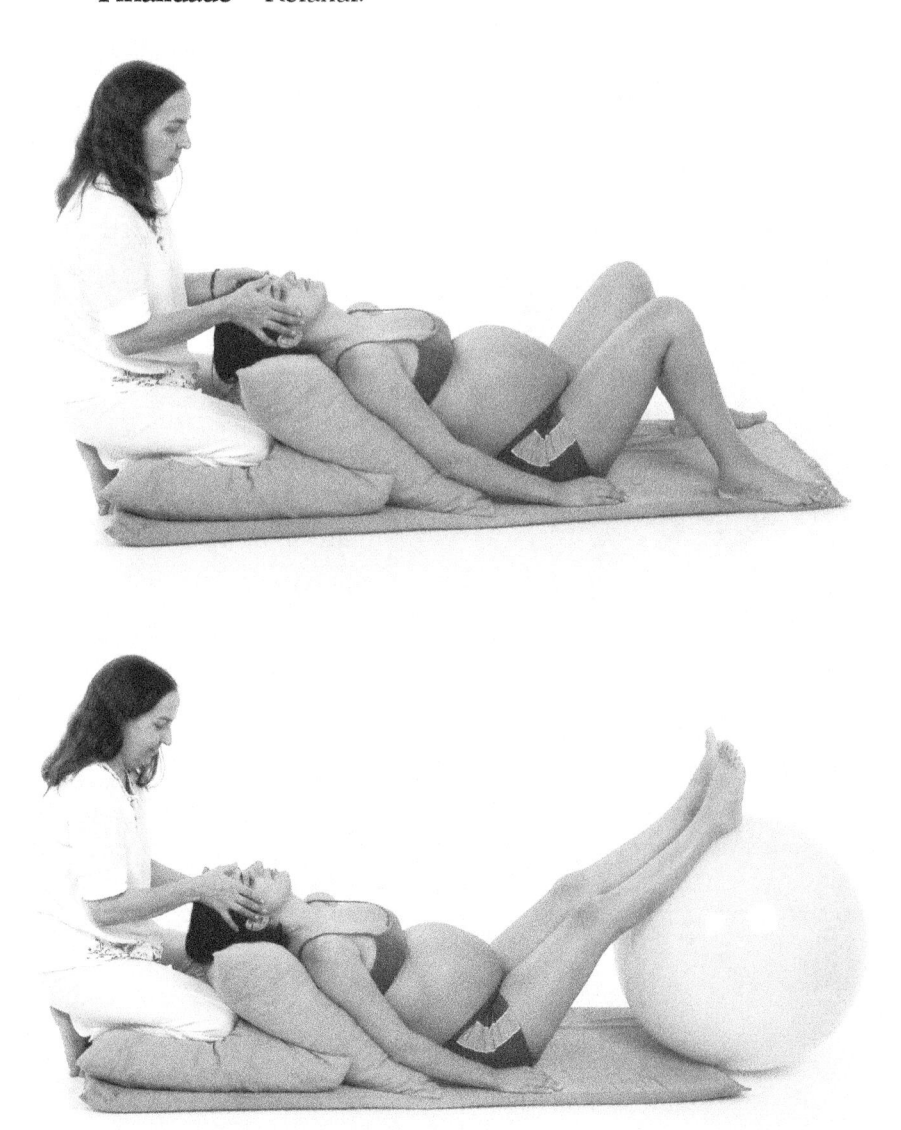

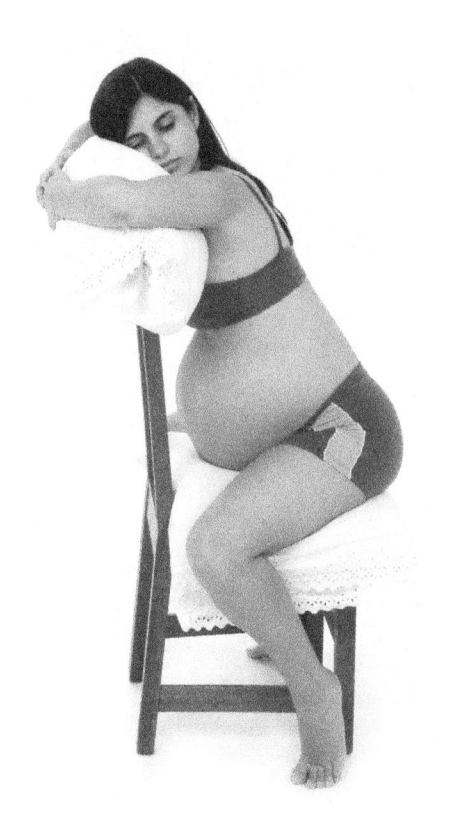

Sentada ao contrário na cadeira

Nos intervalos ou mesmo durante as contrações, a gestante senta ao contrário numa cadeira e recosta. Ela pode colocar um travesseiro no espaldar da cadeira, para apoiar melhor, e até mesmo outro no assento, garantindo maior conforto. Durante as contrações, a parturiente também pode ficar nessa posição para receber massagens na lombar. Já existe um "cavalinho" próprio para esse descanso, até com balanço, sendo usado em algumas maternidades do Ceará e em alguns hospitais públicos do Rio de Janeiro.

Finalidade – Relaxar e aliviar a dor.

Sentada na bola

Na bola, a parturiente consegue ficar sentada com a coluna bem alinhada, sem desconforto. Ao contrário da cadeira (que é muito rígida), a bola amolda o corpo da gestante. Ela pode ficar simplesmente parada ou quicando a bola (movimentos verticais para cima e para baixo). Isto, além de ajudar na descida do bebê, também alivia a dor. Pode, ainda, fazer movimentos rotativos (de bambolê). A movimentação do quadril facilita a rotação do bebê, auxiliando-o a ir para a posição correta. Outra opção é ficar encaixando e desencaixando o quadril (projetando a pélvis para frente e para trás). Em todos esses exercícios sobre a bola, é recomendável que a parturiente segure as mãos da doula ou do companheiro, para ficar com mais firmeza.

Finalidade – Facilitar a descida do bebê, massagear o assoalho pélvico e relaxar.

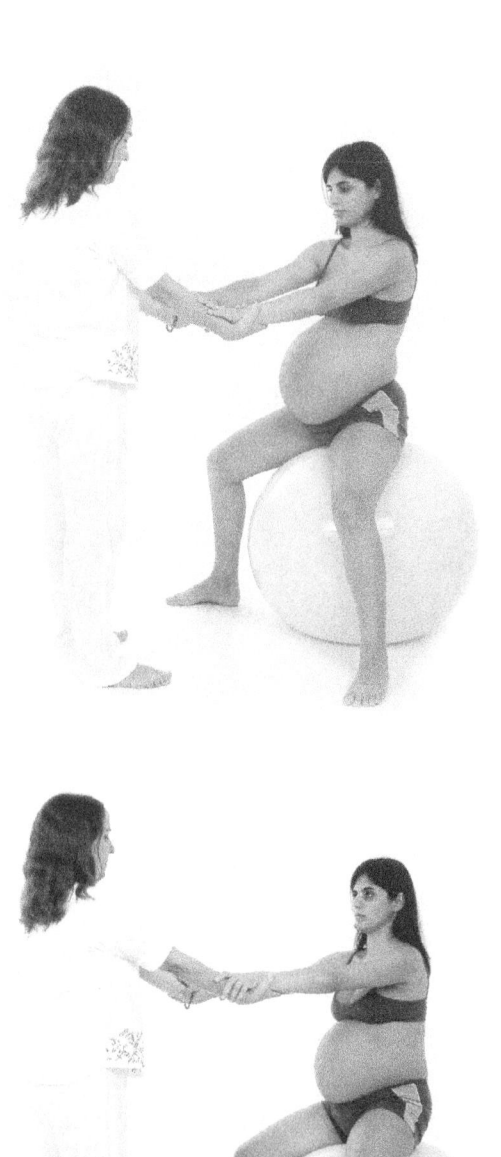

De joelhos, com apoio

A parturiente fica de joelhos e se apóia na bola ou na almofada (posicionada sobre a cama ou a cadeira). Essa posição tem os mesmos benefícios do exercício de *Quatro Apoios* e também é ótima para a mulher relaxar e receber massagem.

Finalidade – Facilitar a rotação do bebê, relaxar e aliviar a dor.

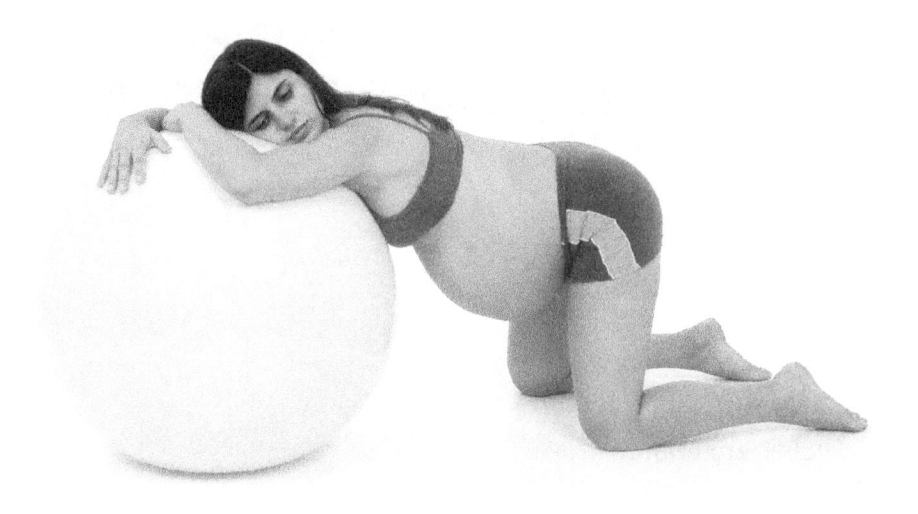

Puxo com *rebozo*

Na hora de a parturiente fazer força, ela sente vontade de puxar. Ao fazer esse puxo, ela pode estar agachada segurando na cama. Mas uma maneira de ajudá-la é alguém segurar um pano, para que ela possa puxá-lo. A mulher pode estar de cócoras, sentada na bola, na cama ou em qualquer lugar (ver página seguinte).

Finalidade – Ajudar a direcionar o puxo no período de expulsão.

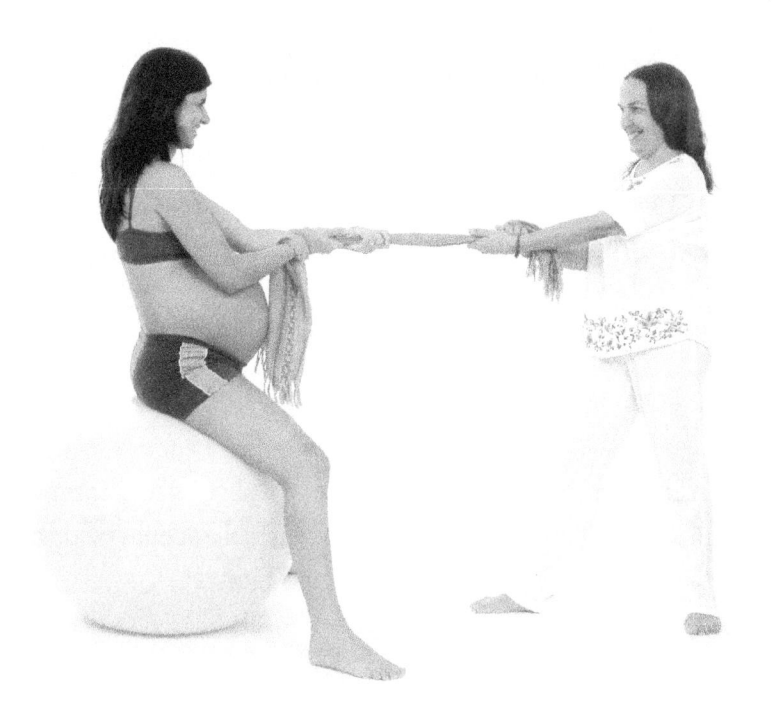

Na bola com REBOZO

A parturiente fica de quatro, apoiando-se na bola. A doula fica atrás dela e passa o rebozo por baixo da barriga, puxando-o para o alto e levantando o quadril da mulher.

Finalidade – Aliviar a dor na frente da barriga e facilitar a rotação do bebê, quando ele está numa posição mais difícil.

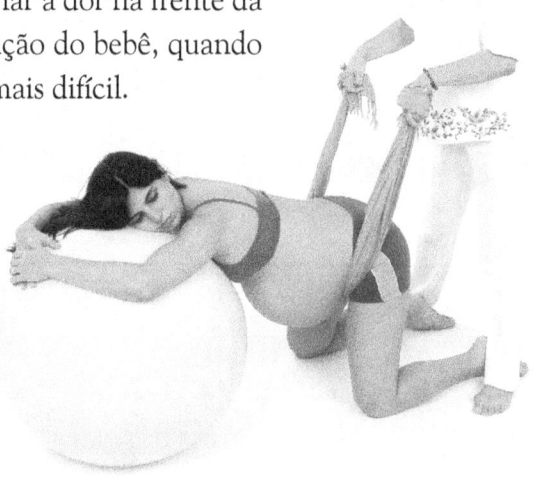

Massagens

A região lombar é a parte do corpo na qual a maioria das mulheres costuma sentir dor durante o trabalho de parto. Massagens nessa área produzem grande alívio. Mas a doula também pode massagear a parte baixa da barriga e toda a coluna (especialmente a cervical, para a gestante relaxar nos intervalos das contrações). Veja algumas maneiras para massagear a mulher em trabalho de parto:

- Em *ardha-kakasana*: a parturiente fica de joelhos, sentada sobre os pés, com as mãos apoiadas no chão ou na bola e a cabeça levantada e para frente. Enquanto ela recebe a massagem, vai fazendo a respiração *bhástrika* (respiração rápida, superficial e apenas pelo nariz). A respiração estará se refletindo na região lombar.

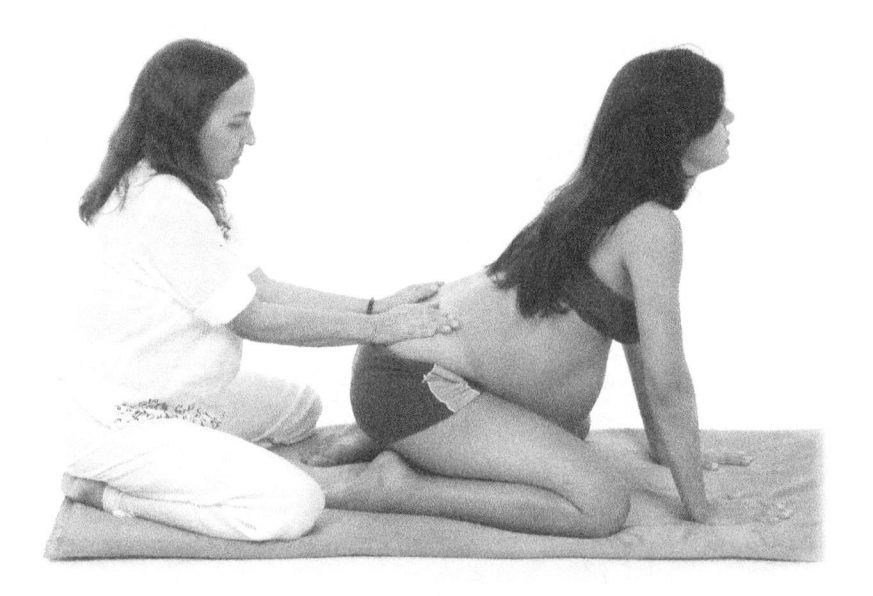

TÉCNICAS UTILIZADAS PELA DOULA PARA FACILITAR O PARTO / 121

– Com a parturiente debruçada sobre a bola, estando de pé, ajoelhada ou sentada.

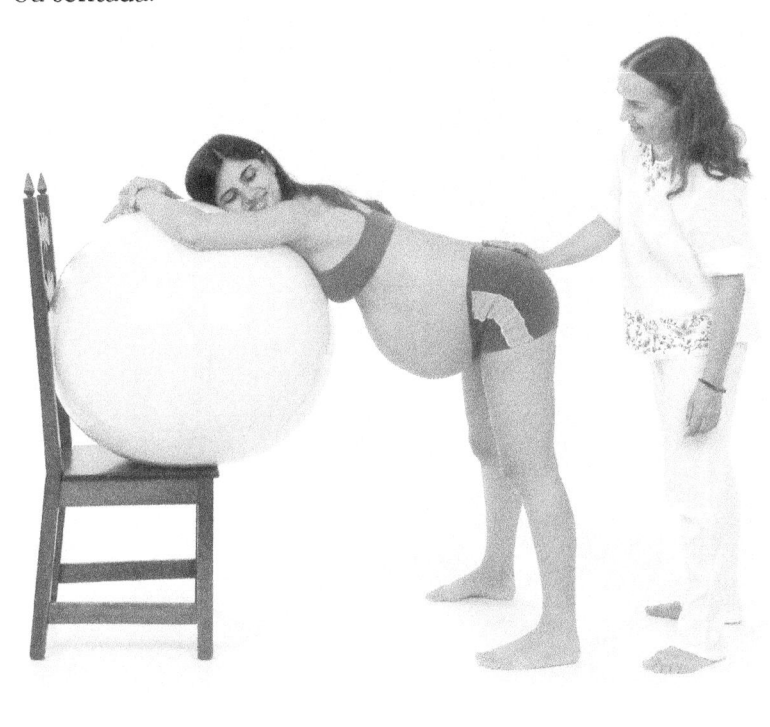

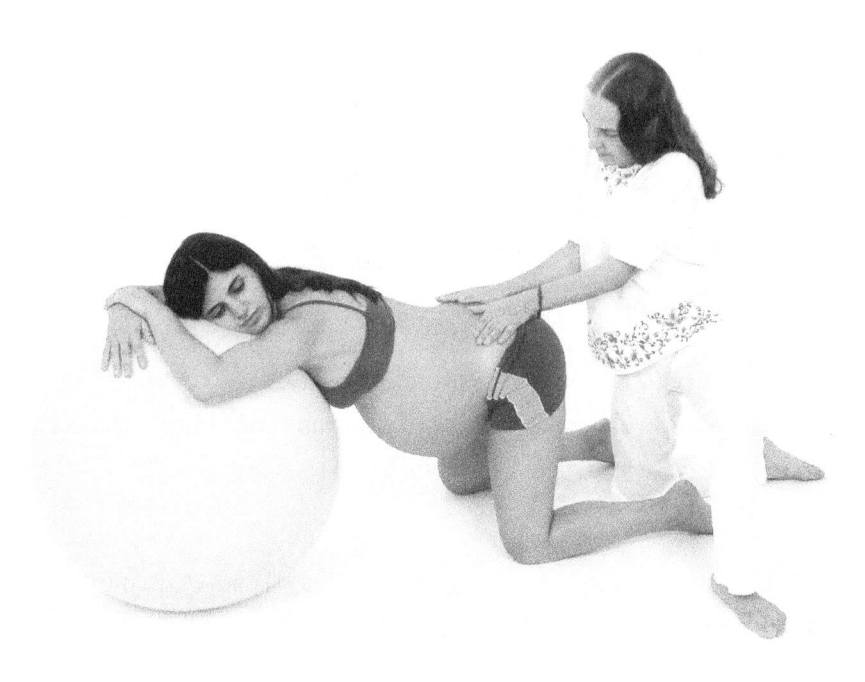

– Com massageadores, na posição que for mais confortável para a mulher.

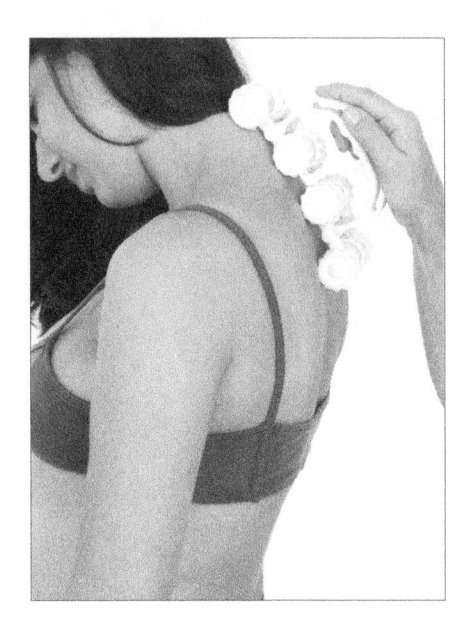

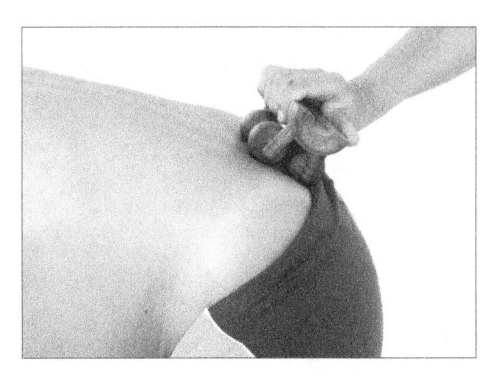

– No chuveiro, com a água quente caindo na região lombar ou com o chuveirinho sendo direcionado aos locais onde há dor. A gestante pode estar de pé ou sentada num banquinho plástico ou na bola. Essa massagem também pode ser feita na banheira de hidromassagem.

Finalidade – Aliviar a dor (o que é essencial para que a parturiente suporte mais tempo de trabalho de parto) e relaxar.

TÉCNICAS UTILIZADAS PELA DOULA PARA FACILITAR O PARTO / 123

CONTRAPRESSÃO

No lugar da massagem, a doula faz uma pressão bem forte (com o punho ou a palma da mão) no local onde a mulher está sentindo dor, durante as contrações. A parturiente pode estar em qualquer posição, como em pé, debruçada na cama ou apoiada no espaldar de uma cadeira.

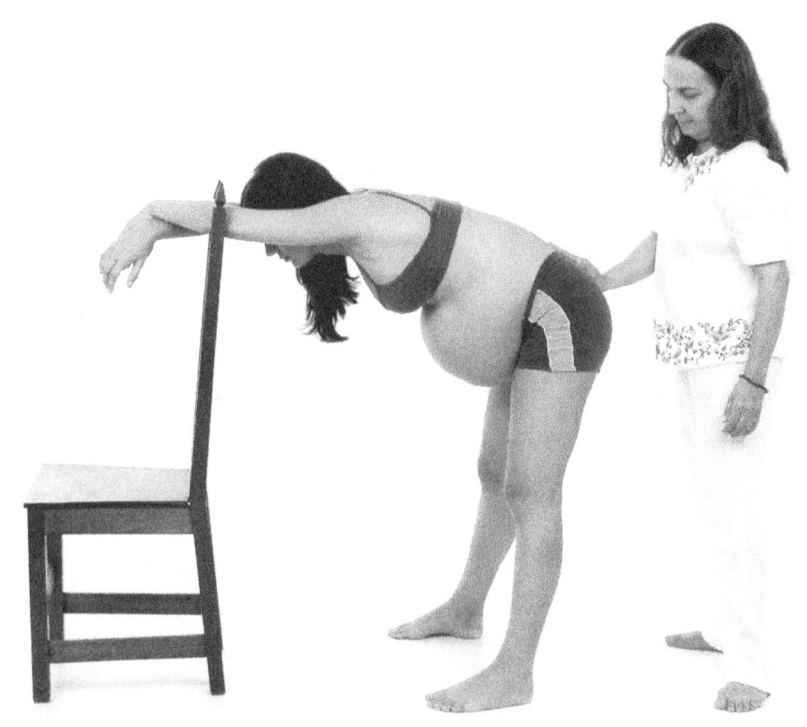

Finalidade – Aliviar a dor.

DUPLA COMPRESSÃO

Com cada uma das palmas das mãos posicionada nas laterais dos quadris da parturiente, a doula realiza a pressão, ao mesmo tempo. A mulher pode estar em qualquer posição: de quatro, ajoelhada, em pé, apoiada na bola, na cama, na cadeira ou até mesmo deitada de lado (ver página seguinte).

Finalidade – Aliviar a dor e abrir espaço na bacia para a rotação necessária.

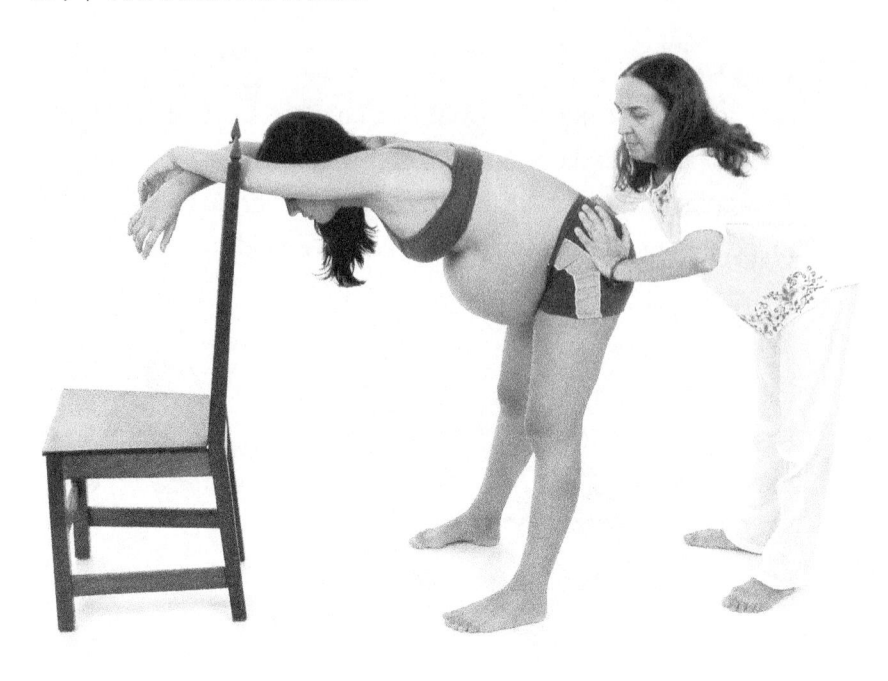

Pressão com rolo na região lombar

A doula (ou o marido) faz uma massagem na região lombar utilizando uma garrafa plástica com água e gelo ou um rolinho de madeira.

Finalidade – Aliviar a dor.

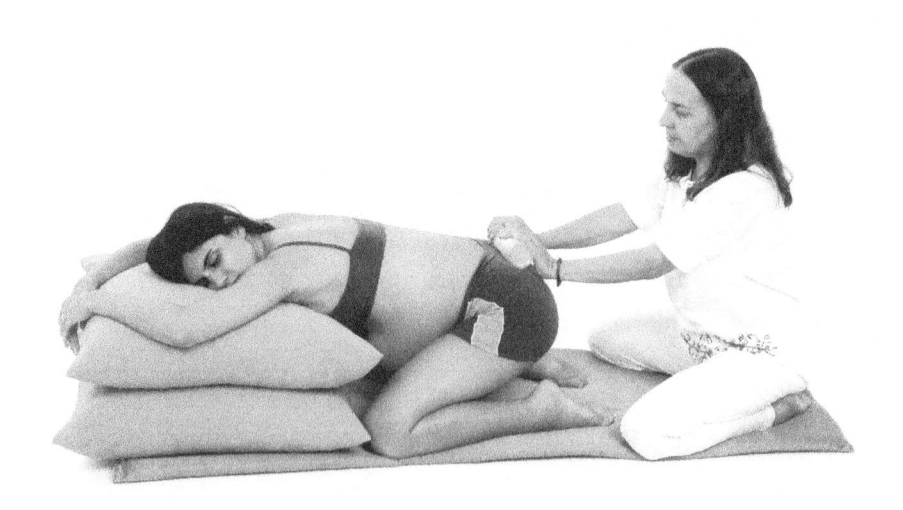

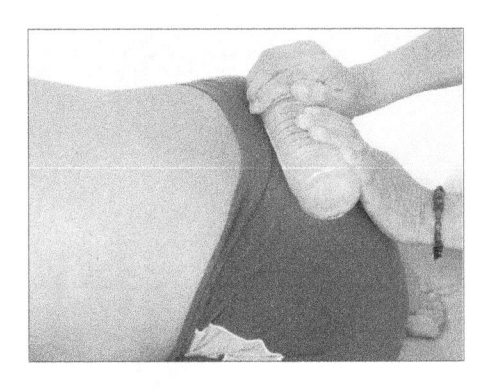

Massagem suave na barriga

A parturiente fica de quatro e o marido (ou a doula) se posiciona ao lado dela, para massagear a barriga com as duas mãos, como se estivesse deslizando o bebê para a direção dele. Ele deve se posicionar do lado para o qual a criança precisa se deslocar.

Finalidade – Fazer com que o bebê se posicione corretamente.

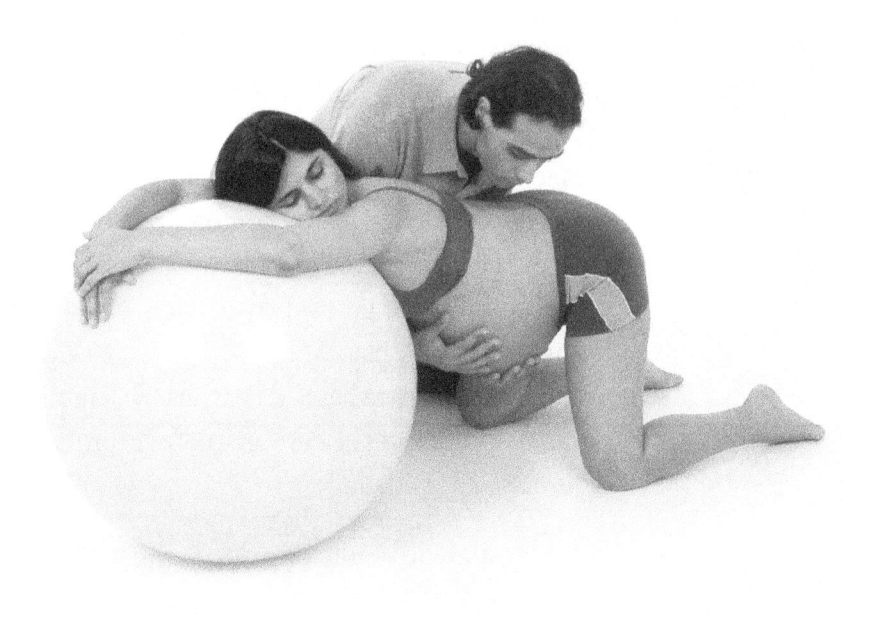

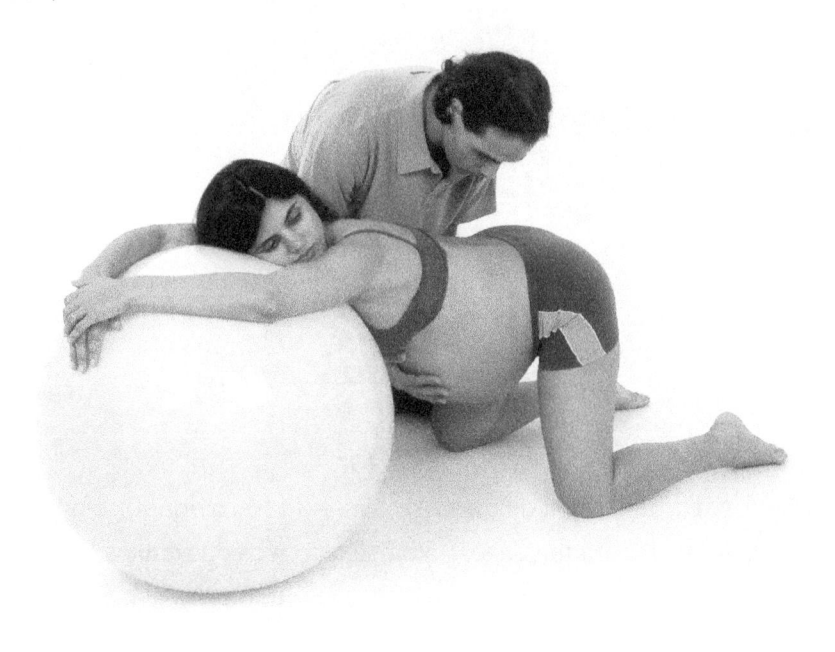

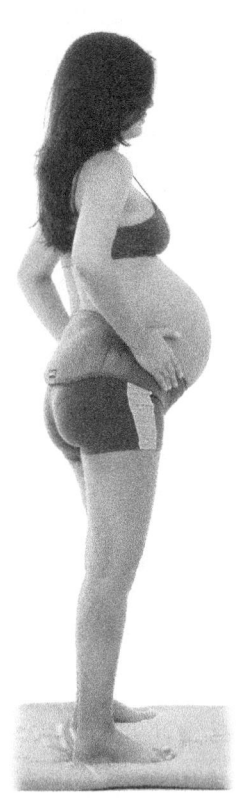

Compressas

O uso de compressas é uma prática mais caseira, que pode ser adotada enquanto a mulher ainda está em casa ou quando estiver a caminho da maternidade. As compressas podem ser frias ou quentes – ambas as temperaturas aliviam a dor – e podem ser feitas com pano ou toalha, bolsa térmica com suporte de velcro (como a da foto ao lado), bolsa de água quente comum (por exemplo, amarrada ao corpo com a ajuda de uma canga) ou com saquinhos de grãos de arroz aquecidos (em formato de rolo). Elas devem ser colocadas sobre a lombar ou na parte baixa da barriga. Se a mulher optar pela compressa com gelo, deve procurar manter-se agasalhada.

Finalidade – Aliviar a dor.

Outros recursos

Cadeira de balanço

Em casa, a parturiente pode ficar sentada numa cadeira de balanço, obtendo o mesmo efeito de quando está sentada na bola. O balanço atua como se fosse uma massagem. A gestante também pode sentar de frente para o espaldar da cadeira, e a doula ou o marido fica fazendo massagem na região lombar.

Finalidade – Para relaxar e aliviar a dor.

Sentada no vaso sanitário

No banheiro de casa ou do quarto da maternidade, a parturiente pode ficar sentada no vaso sanitário (o tempo que quiser) para descomprimir o cóccix. Isso porque, ao mesmo tempo em que ela está num lugar onde há apoio, o fato de a região pélvica não ficar em contato com nada confere um grande conforto à gestante. Além disso, facilita a descida do bebê e relaxa. A mulher também pode sentar

Esta parturiente, durante seu trabalho de parto, foi orientada pela doula a sentar-se no vaso sanitário do banheiro do quarto da maternidade para descomprimir a região pélvica. Isso lhe trouxe conforto, relaxamento, e ajudou na descida do bebê (foto de Roberto de Castro).

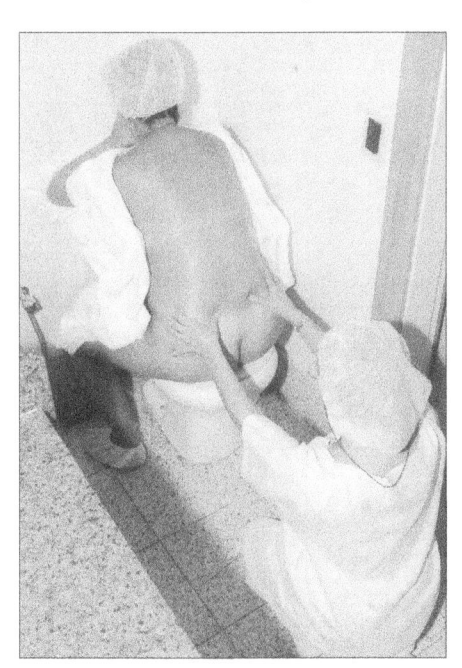

de frente para o vaso (barriga voltada para a descarga), para receber massagens na lombar. Isso pode ser feito durante as contrações ou nos intervalos. Outra alternativa é a parturiente colocar lado a lado dois banquinhos iguais e da mesma altura, deixando um pequeno espaço entre eles, e se sentar de modo que o cóccix fique justamente neste vão, evitando qualquer compressão.

Finalidade – Facilitar a descida do bebê e relaxar.

10. Partos ótimos com a ajuda de uma doula

PARA FINALIZARMOS ESTE LIVRO, NÃO PODERIA HAVER NADA MELHOR DO que histórias reais de mulheres que optaram pelo parto normal, e o mais natural possível. Aqui estão seis experiências marcantes, que mostram como é possível fazer da chegada do filho um momento especial e inesquecível. Em todos os relatos que se seguem, pude participar de pelo menos um dos partos de cada uma dessas minhas ex-alunas, atuando como doula. Ao final de cada um deles, traço um comentário sobre meu ponto de vista de como foi ter podido ajudar essas mulheres a dar à luz. Veja, então, toda a emoção que Adriana, Vanessa, Laura, Érika, Cristina e Ariane têm para dividir com você.

"Tive dois partos de cócoras, com o mesmo médico, a mesma doula, a mesma alegria."

Adriana Sant'Anna e Nass

☙

"Durante minha primeira gravidez, o único preparo que fiz foi o yoga, até o finalzinho. Nas aulas da Fadynha, havia uma parte de mentalização, na qual eu me via de cócoras e o neném saindo com muito cabelo preto. E o parto ocorreu exatamente como foi planejado: quando Luíza nasceu, tive a felicidade de poder ver que aconteceu exatamente como eu tinha mentalizado, porque havia um espelho na cadeira de cócoras.

Somente no quinto mês de gravidez consegui um obstetra que topasse fazer o parto de cócoras, como eu queria. Outros médicos que consultei me chamavam de maluca por eu querer um parto de cócoras em pleno século XX. Mas dei sorte de encontrar o Dr. Fernando Estellita Lins, que soube respeitar o que eu queria e me transmitiu muita segurança. Segui até 42 semanas de gestação e o Dr. Estellita começou a ficar preocupado. Fui à consulta numa quinta-feira, e ele disse que até sábado o bebê deveria nascer. Comecei a tomar chá de canela e fiz moxabustão com a Fadynha durante vários dias seguidos, para acelerar o trabalho de parto.

E não deu outra: eu estava jantando num restaurante de comida bem picante com meu marido e o tampão saiu. Isso devia ser umas sete e meia da noite. Liguei para o médico e disse que o bebê ia nascer antes de sábado! Ele recomendou que eu fosse para casa dormir. Aí eu liguei para Fadynha (que seria minha doula) e perguntei se já podia começar a fazer as posturas de yoga. Ela também comentou que o melhor seria que eu fosse dormir, para descansar, porque nunca se sabe como vai ser o primeiro trabalho de parto. E foi isso o que fiz. Mas, às 23 horas, a bolsa estourou. Liguei para a Fadynha e para o Dr. Estellita avisando-os, e fui tomar um banho.

Mesmo sob o chuveiro, fui fazendo uma tabela de contrações com o meu marido. Quando saí do banho, as contrações já estavam de dois em dois minutos. Uma da manhã, fui para o hospital a pé (porque era perto da minha casa). Na rua, quando sentia as contrações, eu parava e fazia respirações e aquela postura do bambolê (rotação pélvica). Depois continuava a andar como se nada tivesse acontecido.

No quarto do hospital, a Dra. Marília Salim – que pertencia à equipe do Dr. Estellita – colocou-se deitada na cama para fazer o toque e ver quanto eu estava de dilatação. Esse foi o único momento incômodo. Me deu uma agonia e eu disse: 'Não, eu não posso ficar deitada!'. Aí, eu e meu marido afastamos a cama, colocamos o lençol no chão e começamos a praticar posturas de yoga. Ele me ajudava em determinadas horas, massageando meu cóccix, para aliviar a sensação de dor. Fadynha chegou, colocou música, acendeu um incenso e continuamos a fazer os exercícios. As enfermeiras olhavam de *butuca* pela porta, achando aquilo a coisa mais maluca do mundo. A gente fechava a porta e continuava. Quando o Dr. Estellita chegou, viu que eu estava ótima e que estava indo tudo direitinho.

Às três horas, senti como se estivesse tudo mais acelerado. Comecei, então, a fazer uma respiração diferente. Fadynha percebeu e falou para a gente ir para a sala de parto. Fui andando normalmente e sentei na cadeira de cócoras. A equipe respeitou minha vontade de manter uma luz bem fraquinha. Eu estava muito alegre. Pensava: 'Que bom, chegou a hora!'. Era esse pensamento que imperava, e eu não tive dor nem nada.

A cadeira de cócoras (uma das melhores do mundo, criada pelo Dr. Cláudio Paciornik, de Curitiba) tinha um espelho, no qual pude ver o bebê coroar. O Dr. Estellita ficou sentado do lado da cadeira, para não quebrar o encanto hipnótico que estava acontecendo entre mim e a Fadynha. Só duas vezes ele interveio, para ver como estava o cordão. Meu marido ficou fazendo massagens em meu cóccix. Eu estava como que em êxtase, trabalhando respirações diferentes daquelas das contrações. Teve uma hora em que olhei para Fadynha e acho que a gente entrou numa sintonia. Ela percebeu que só faltava mais uma respiração para o bebê nascer. Foi então que fiz uma respiração que aprendi (como se estivesse soprando uma vela), e o neném nasceu, às 3h20min. Desceu bem devagarzinho e caiu no colchãozinho de água. Foi maravilhoso! O médico disse: "É uma menina!". Luíza era um bebê enorme: tinha 3,800 kg e 53 cm.

Coloquei-a no colo para mamar, até para estimular que a placenta saísse. E o Dr. Estellita deixou meu marido cortar o cordão umbilical. Não foi preciso fazer aspiração em minha filha, E eu não levei corte algum, não tomei anestesia, não raspei meus pêlos, não fiz lavagem intestinal, nem recebi soro com ocitocina. Eu não sentia nada, além de felicidade.

Quatro anos depois, tive meu segundo parto. Com o mesmo médico, a mesma doula, a mesma alegria. O que aconteceu de diferente no nascimento do Pedro foi que, com 41 semanas, já comecei a sentir os sinais. De manhã, por volta de nove horas, a minha bolsa começou a estourar, mas aos pouquinhos. Como eu não tinha contração, fiquei confusa. Fiquei andando em casa de um lado para outro e fui arrumando minhas coisas. Depois fui para o hospital. Chegando lá, eu não tinha contração alguma. Fiquei subindo e descendo as escadas para acelerar as contrações. Fadynha estimulou pontos de do-in e fez moxabustão. Aí as contrações começaram a vir completamente desaceleradas, mas sem dor. No quarto, ficamos fazendo as posturas de yoga.

Quando o médico chegou, eu ainda estava com quatro centímetros de dilatação. Então, comecei a fazer um exercício chamado *andar de patos* e, em uma hora, eu já estava com oito de dilatação. Eu queria ter o bebê ali mesmo, mas me mandaram para a sala de parto. Eu me recusei a ir de maca. Fui andando e no elevador continuei a praticar os exercícios. Para entrar na sala de parto, tive que ficar esperando a autorização da enfermeira-chefe, que não estava no local. Nessa espera, senti que o bebê ia nascer. Então fiquei de cócoras e fiz as minhas respirações.

Meu marido viu que o bebê estava coroando e começou a fazer um escândalo! O Dr. Estellita apareceu na porta – ainda com sua roupa comum, de jeans – e uma mulher da equipe dele me levantou e me colocou para dentro. Ela me pediu para eu subir na cama, aí eu disse: Sinto muito, mas vai ser aqui mesmo. Eu me abaixei na porta da sala de parto e o Pedro nasceu – às 15 horas –, amparado pelas mãos de meu marido e do médico. De novo, não senti dor alguma e meu períneo não rompeu. De novo, não fizeram nada em mim. De novo, o prazer de dar à luz."

Comentário: Adriana foi um grande exemplo de empoderamento. Ela criou condições para ter esses partos felizes, fez sua parte. Ela se preparou através do yoga e, durante toda a gravidez, participou de palestras e aulas teóricas sobre gestação e parto. O acesso a tantas informações gerou nela a vontade clara do que queria. Adriana é, naturalmente, uma pessoa de alto astral, que ri muito. E isso a ajudou a conseguir seus objetivos. Seu primeiro parto foi um dos mais lindos que eu já vi. E isso sem falar que ela não sentiu dor em nenhum dos dois. Pelo contrário: ria o tempo todo. Sem anestesia!

Adriana ficou tão envolvida com a causa da maternidade, que, depois, quis passar para outras mulheres tudo o que havia vivido, e começou a me auxiliar na preparação dos encontros de parto, que acontecem anualmente, tornando-se também uma das apresentadoras do evento. Atualmente dá aulas de yoga também para gestantes no interior de Minas Gerias, onde está morando.

"A mulher não deve perder a oportunidade única de parir."

Vanessa Rezende Machado

∽

"Meu parto foi em 1º de dezembro de 1997. Eu tinha 24 anos. Fiz a preparação com Fadynha durante seis meses. Tudo aconteceu como planejei. Não foi necessária a aplicação de anestesia, nem o corte no períneo. Meu médico, Dr. Fernando Estellita Lins, foi bastante correto. Não foi feita qualquer intervenção desnecessária. O trabalho de parto começou à meia-noite. As contrações eram de cinco em cinco minutos. Na terceira contração, eu sabia que estava na hora e liguei para o Dr. Estellita. Ele disse que ainda era cedo e que eu precisava dormir um pouco. Consegui dormir até, mais ou menos, 3h30min e as contrações já estavam de três em três minutos. Tornei a ligar para ele e marcamos de chegar ao hospital às seis horas.

No hospital, fui examinada várias vezes. Depois troquei de roupa e eles queriam logo me raspar. Eu não deixei e fui para o quarto aguardar meu médico, que logo chegou. Ele me pediu para raspar somente próximo do períneo e não fez lavagem intestinal, nem utilizou soro. Só tiveram que romper minha bolsa, pois as contrações já eram de um em um minuto, com dores muito fortes. Mas eu fiquei tranquila, pois contava com a presença da Fadynha também. E foi aí que descobriram que o bebê havia evacuado na bolsa e, provavelmente, teria aspirado aquelas fezes.

No quarto, ficamos eu, meu marido e Fadynha fazendo exercícios de yoga, principalmente respiração. Os exercícios eram ótimos. Eu não conseguia ficar parada. Andava de um lado para o outro e sentia muita vontade de me abaixar o tempo todo e ficar de cócoras. Fadynha me fazia ótimas massagens e utilizou um cristal de cromoterapia para ajudar o neném também. As contrações doíam, mas eu estava bem concentrada. Para mim, foi um ritual. Senti muita coisa além da dor. Foi muito legal.

O Bento nasceu na cadeira de cócoras importada da maternidade, que não é muito boa, um pouco contra a minha vontade. Mas o Dr. Estellita disse que no chão havia muita sujeira e bactérias, e que a cadeira era mais higiênica. O médico, na verdade, não fez quase nada. Só depois que o neném já estava com a cabecinha de fora. A equipe estava nervosa com o fato de meu filho ter evacuado no útero. O Dr. Estellita nem esperou o bebê rodar para sair e o puxou. Só consegui pegar nele um pouquinho, pois queriam levá-lo logo para a incuba-dora. Tive que insistir para que meu marido pudesse cortar o cordão.

A pior parte foi ver meu filho chorando, enquanto colocavam a sonda nele para aspirá-lo, várias vezes. Isso foi horrível. Ele chorou muito mesmo. Depois pedi para segurá-lo mais um pouco, mas não deixaram. Insisti, e eles permitiram bem rapidinho e o levaram às pressas. Mas logo depois que foi constatado que estava tudo bem com o bebê, o trouxeram para o quarto e ele ficou o tempo todo com a gente.

> Eu sou muito feliz como mãe e acho que a mulher não deve perder a oportunidade única de parir, pois é muito importante. Não há dor. Não tem nada que se compare, porque depois você fica tão forte... É muito bom. Todo mundo é capaz de ter filho. É impossível as mulheres duvidarem de que são capazes de dar à luz. Incentivo minhas amigas a tentarem e acreditarem, e não pensarem que vai doer, porque na hora a emoção é tanta que a gente só vai lembrar da dor depois."

Comentário: É tão bom ver como Vanessa enfrentou com coragem e muita convicção todos os momentos, mesmo os mais tensos. Isso aconteceu por ela ter feito uma boa preparação. Seu marido também se envolveu muito e foi muito lindo vê-los com o Bento. E é muito importante perceber que, quando uma mulher passa pela experiência de um parto bem feliz, dentro do desejado, ela passa a querer incentivar as amigas a lutarem por isso. O pai do Bento, André, que é *designer*, também colaborou na confecção de vários cartazes dos Encontros de parto nos anos seguintes ao nascimento do Bento. É mais uma prova de como essa questão mobiliza as pessoas e as faz se envolverem na causa de levar esse tipo de parto a todas as mulheres possíveis.

"Meu parto revelou uma força que eu não conhecia em mim."

Laura Ferreira Batalha

∞

"Eu tinha 45 anos quando engravidei pela segunda vez, já sendo mãe de um rapaz de 13. Comecei a fazer yoga para gestantes, com Fadynha, a partir do sexto mês de gestação. Achei ótimo, pois precisava de mais tranqüilidade na gravidez. Eu estava com problemas familiares na época e muita gente se mostrava preocupada com a gravidez tardia e por eu sofrer de insuficiência cardíaca. Foram esses motivos que me levaram até Fadynha, para que eu alcançasse alguma paz para o parto.

O meu médico, Dr. Antonio Carlos de Oliveira foi muito bom e fez um acompanhamento do jeito que eu queria. Quando fui procurá-lo, ele me deu bastante segurança a respeito do acompanhamento do parto e me passou somente remédios homeopáticos. O trabalho de parto começou no início da madrugada. As primeiras contrações eram ritmadas e eu fiquei de sobreaviso. Liguei para a casa de saúde, para o médico e também para Fadynha. Meu filho pediu que eu o acordasse a qualquer hora, para ele ir comigo ter o bebê. Quando as contrações ficaram mais fortes, fomos para o hospital. Meu filho levou uma música bem suave e a deixou tocando no quarto. Eu acompanhava as contrações com exercícios de yoga. O médico me examinou e me disse que não sabia ainda se seria parto normal ou cesárea.

Ficamos todos no quarto, eu, meu filho, Fadynha e o obstetra, e eu praticava pacientemente meus exercícios de yoga. Era, mais ou menos, quatro horas da manhã, e fiquei fazendo os exercícios por cerca de uma hora. O curioso de tudo foi que meu filho estava dormindo durante esses exercícios e, quando o neném começou a dar sinais de que ia nascer, quando as contrações ficaram mais fortes, ninguém precisou acordá-lo. Ele levantou-se, sentou-se na cama, sem que ninguém tivesse feito algum barulho. O médico me examinou e disse que achava que ia dar para ser parto normal. Fiquei com aquela sensação gostosa!

Meu filho levantou-se, forrou o chão, pegou uma escadinha e segurou os meus braços com força, enquanto eu ficava de cócoras. E o Tiago foi escorregando... Aquele movimento da criança querendo nascer foi uma novidade linda. Eu era *marinheira de primeira viagem*, porque quando meu primeiro filho nasceu eu tinha iniciado o trabalho de parto e fizeram logo uma cesárea, por questões... não sei de quê! Acho que era porque eu estava muito nervosa.

O nascimento do Tiago foi um momento sem nenhuma preparação. Eu não precisei fazer nada de especial, era como se estivesse em casa e o médico só ajudou. Apenas fiz os exercícios. Não deu tempo de nada, não foi neces-sário fazer lavagem intestinal, nem raspagem, nem soro, nem nada. Fadynha estava presente, mas não precisou me mostrar muita coisa, porque ela já havia me ensinado tudo o que devia ser feito anteriormente, nas aulas. Então, praticamente, ela assistiu e ficou torcendo. O médico também ficou mais torcendo do que fazendo alguma coisa.

Tive o bebê apoiada numa escadinha em que meu filho estava sentado, ali mesmo no quarto da maternidade, só com ele, a doula e o obstetra. Eu me apoiava nas pernas de meu filho e ele me segurava pelos braços, para que eu tivesse mais firmeza. O parto foi de cócoras mesmo, e foi uma sensação tão linda... Que eu me lembre, não tive nenhum corte. A não ser, talvez, uma ruptura já no final, porque eu não sabia que não seria necessário forçar um pouco mais, mas o fiz.

É aquela coisa de quem não estava 100% emocionalmente preparada. Eu sabia tudo o que deveria fazer, mas nunca tinha passado por essa experiência. E foi tão rica, tão importante para mim, que acho que mudou mesmo a minha vida, mudou muito. Apesar de toda a dificuldade que passei em minha vida particular, tive uma oportunidade única que toda mulher deveria ter. As pessoas me diziam que o parto é um sofrimento, mas, para mim, foi uma descoberta linda. Aquilo que as pessoas diziam de que as mulheres gritavam, urravam, não foi o que eu senti. Meu parto foi um presente. E se eu pudesse, se fosse mais jovem, tentaria o parto de cócoras de novo! Foi tudo lindo!

Quando Tiago veio para mim, ele me olhou (não havia chorado nadinha e estava com os olhos bem abertos) e logo depois olhou para cima, onde estava o irmão. Na mesma hora, a placenta escorregou e ele pegou o peito. Tudo aconteceu de uma forma perfeita. Eu cortei o cordão umbilical. Espetacular! E nem precisou aspirar o bebê. Foi tudo muito tranqüilo. Essa experiência foi muito feliz para mim e para meu filho mais velho. Depois do parto, ele parecia que tinha tirado a sorte grande. Estava tão feliz! Para mim, foi uma experiência nova, que revelou uma força que eu não conhecia em mim."

Comentário: Não me canso de pensar e falar como a Laura foi forte. Ela enfrentou vários tabus com serenidade: tinha problemas cardíacos, idade avançada, cesárea anterior e gravidez independente. Acreditou nela mesma, se preparou, correu atrás e teve o campo fértil para o que queria. Encontrou um obstetra competente que se dispôs a fazer o que fosse necessário, já que ela era uma grávida de risco, mas que também soube ser tranquilo, deixando-a acreditar que ela poderia ter o parto de cócoras, natural, humanizado, no quarto, sem intervenções.

Lembro-me perfeitamente da garra de Laura, que fazia alimentação macrobiótica e se cuidou muito bem. E o resultado positivo veio não só por ela ter feito a parte dela, mas também por ter escolhido o médico certo. Se ela estivesse na mão de um profissional mais adepto às intervenções, teria sido cesárea na certa. Laura é o exemplo de que tantas mulheres podem passar por uma experiência feliz no parto. Mas que, na maioria das vezes, os profissionais tendem a negar-lhes isso, por medo, por rotina, por insegurança e, o pior, por ver o que é melhor para ele, e não para a mãe e o bebê.

"Agradeço à Fadynha por ter construído um parto bacana, uma boa recepção para a minha filha."

Érika Ziegelmeyer

∞

"Eu tinha 27 anos quando descobri que estava grávida. Eu já era praticante de yoga tibetana e decidi fazer algo mais especifico. Com um mês de gravidez, matriculei-me no curso de yoga para gestantes da Fadynha. Fiz aulas até o final, e também no pós-parto. Na véspera do Natal, eu estava com nove meses de gravidez e a ceia na casa de minha avó foi antecipada por minha causa. Eu, com aquele barrigão, queria voltar logo para minha casa. E foi o que fiz quando, às 23 horas, tudo começou: uma contração aqui, outra ali.

Tentei dormir, mas não consegui. Fui tomar um banho e as contrações passaram a ficar mais fortes: cinco minutos, quatro minutos... Eu tinha combinado com o médico que, quando fossem de três em três minutos, ligaria para ele. Isso aconteceu às duas da manhã e ele mandou que nos dirigíssemos para a maternidade. Chegamos lá e estava tudo vazio. Aí eu convenci a equipe médica de fazer meu parto no quarto. Fadynha estava comigo e meu marido. Na verdade, quando liguei para o médico, liguei também para ela. Assim, o obstetra chegou depois da gente, e eu já estava fazendo respiração e recebendo massagens, porque tinha um pouco de dor na lombar.

As contrações estavam ritmadas e eu perdi o tampão. Quando a bolsa estourou, o trabalho de parto já estava bem acelerado. Aliás, foi bem rapidinho: cheguei na maternidade às 3 horas e Nina nasceu às 6 horas. Fizeram em mim o tratamento rotineiro: tricotomia (mas só rasparam um pouquinho, próximo ao períneo) e lavagem intestinal. Essa parte foi ruim. Mas tive toda a liberdade do mundo, ninguém me chateou, todo mundo deixou a gente fazer tudo – ainda mais porque estavam todos ceando! Pratiquei alguns exercícios, caminhei um pouco, fui para o chuveiro... O meu médico permitiu tudo isso. E fiz muitos exercícios respiratórios.

O momento do nascimento é muito forte. Fiquei concentrada e serena. Foi um presente. A contração dói, dói a barriga, a região lombar... Essa dor atrás é que era pior. Mas meu marido e Fadynha aqueceram muito essa área, com eucalipto ou cânfora, não me lembro muito bem... Na verdade, não é uma dor insuportável. Faz parte. Foi uma coisa controlada. Outra técnica utilizada pela Fadynha foi a cromoterapia. Fadynha e suas manhas... Acho que ela usou uma luz verde, se não me engano.

Tive o bebê de cócoras, com as mãos apoiadas nos joelhos de meu marido. Não foi preciso empurrar a minha barriga e não foi feita episiotomia. O bebê ficou comigo. Nina não conhece o hospital, ela conhece o quarto da maternidade. Quando ela nasceu, a pediatra ficou cuidando dela e o pai cortou o cordão umbilical. Nina mamou um pouquinho e eu, meu marido e ela ficamos naquele grude, naquela aura que parece durar uma eternidade...

> O nascimento da Nina foi um presente do céu! A gente é um veículo de passagem de um ser, e também colabora e aprende. É algo grandioso que deve ser valorizado. Foi algo muito nobre. Sinto-me totalmente realizada como mãe. Talvez tenha sido o maior contato que consegui fazer com a natureza, através desse ato de presenciar um milagre. Quero agradecer à Fadynha, mais uma vez, a oportunidade de ter construído um parto bacana, uma boa recepção para minha filha. Obrigada!"

Comentário: Este foi um dos partos mais lindos e emocionantes que já fiz. É verdade: cada um tem uma beleza, uma aura, um ritual e uma emoção especiais. Mas, para a mulher em trabalho de parto, escapam muitas coisas do ambiente quando ela está realmente concentrada nas contrações e introspectiva. Érika foi de uma grande valentia. Ela e seu marido pareciam dois adolescentes, pela aparência juvenil, mas demonstraram imensa maturidade no que queriam. O parto foi todo gravado em vídeo, mas não ficou registrado na memória dela o movimento sutil da cinegrafista.

Na fita, aparecem cenas inusitadas, como o médico deitando-se debaixo da cama para ver como estava a evolução do bebê. Isso porque Érika estava de cócoras, apoiando-se na cama, e o médico não quis tirá-la dessa posição. E tudo aconteceu no quarto: o pré-parto, o parto e o pós-parto. Como era Natal, não havia ninguém mais além de nós na maternidade. Infelizmente, as outras mulheres fizeram o "Natal" de seus filhos realizando cesáreas marcadas, para benefício dos profissionais que queriam ter seu feriadão preservado.

"Tive um parto com doula e outro sem. Percebi o quanto é importante a mulher se sentir apoiada. Comecei, então, a preparar gestantes e acompanhá-las no parto."

Cristina Balzano Guimarães

∞

"Quando soube que estava grávida, já no terceiro mês de gravidez, foi a maior felicidade. Assim que descobri, comecei a me preparar. Parei com esportes que praticava, como equitação e corrida, e passei a fazer os que me adaptassem bem à gravidez, como natação e caminhada. Procurei, também, algo mais específico, pois tinha decidido que teria o parto de cócoras. Foi então que me matriculei no curso de yoga para gestantes da Fadynha.

Durante toda a gravidez, eu não desanimei um segundo e sempre mentalizava muito como desejaria que fosse o meu parto, principalmente tentando tirar o medo da tão falada dor. Em 15 de setembro de 1989, às 2h30m, senti uma grande vontade de fazer xixi, fui ao banheiro, mas só saiu um pouquinho. Voltei para a cama com a impressão de bexiga cheia. Tentei voltar a dormir, só que dali a oito minutos senti vontade novamente, e eu e meu marido começamos a marcar o tempo, que se manteve de oito em oito minutos. Meu marido ligou para o médico, que perguntou se já havia saído o tampão mucoso. Como respondemos que não, ele achou melhor eu voltar para a cama, tentar dormir e lá pelas 7 horas ligar para ele.

Foi o que tentei fazer, mas não consegui. Na posição deitada, comecei a sentir uma leve cólica. O tempo de intervalo das contrações diminuiu para quatro minutos. Novamente, senti vontade de ir ao banheiro e saiu um catarrinho marrom (o famoso tampão mucoso). Quando eu fazia a respiração que aprendi nas aulas de yoga, melhorava, me sentia muito bem. Era melhor do que ficar deitada. Então acordei minha mãe, que estava em minha casa, e ela fez uma espécie de hipnose comigo, dizendo-me que correria tudo bem e, principalmente, sem dor. Fui tomar um banho, mas sempre fazendo a respiração, e as contrações passaram a ser de três em três minutos. Às cinco horas, ligamos para o médico e ele disse que eu podia ir para a maternidade.

Às 6 horas, já no quarto da maternidade, continuei com a respiração. Em seguida, Fadynha chegou e continuamos a preparação para o parto. A presença dela foi indispensável. Além da tranquilidade que ela passa, fez todo o seu trabalho, que auxilia muito. Ah, e é bom lembrar que a natureza é incrível, porque o organismo se limpa todo. Tanto que não fiz lavagem: em casa e na maternidade, evacuei e depois também vomitei. Não tive vontade de comer, nem de beber nada, desde que iniciou o trabalho de parto.

As contrações se acentuaram um pouco, continuei os exercícios e sentia que estava quase na hora. Então, eu e meu marido nos preparamos na posição de cócoras e esperávamos cada contração, que, para mim, não passava de uma cólica um pouco mais forte, uma grande vontade de fazer força. Foi exatamente isso o que senti! O médico não chegava, mas eu estava muito tranquila, porque sentia que tudo ia correr bem.

Percebi que a cabeça ia saindo, a vontade de fazer força aumentou bastante, senti uma ardência quando meu bebê estava saindo e, em seguida, Mônica nasceu, às 9h40m. Graças a Deus, correu tudo bem, pois, quando o médico chegou, minha filha já estava em meu colo. Ele, então, preparou o cordão, que foi cortado por meu marido. Bem, e cadê a dor? Não senti, fiquei maravilhada. Devo isso a toda minha preparação, principalmente à de cabeça. Vivenciei, realmente, um parto muito feliz e maravilhoso.

Oito anos depois, tive meu segundo filho. No nascimento dele, eu não estava acompanhada nem por uma doula (porque morava em Porto Alegre, e lá não havia esse tipo de profissional), nem por um companheiro. Naquele momento, percebi o quanto era importante a mulher se sentir apoiada, nutrida no parto. Isso lhe dá uma grande força. Meu parto foi muito mais difícil, mas, mesmo assim, um grande aprendizado. A partir daí, comecei a preparar gestantes e acompanhá-las no parto, transmitindo todo o apoio de mulher para mulher. Desde o primeiro parto que acompanhei, me senti completa. Foi então que descobri a missão de minha vida: ser doula.

E é de coração: esse é um papel que precisamos realizar com muito amor e respeito. Como também sou fisioterapeuta e tenho formação em yoga e cromoterapia, utilizo ainda esses recursos no acompanhamento ao parto. Já sou doula há sete anos, e isso transformou minha vida. Acredito ser essa a forma de melhorar o nascimento no nosso país: empoderando as mulheres. Afinal, um nascimento mais humano tornará o adulto um ser mais equilibrado e feliz."

Comentário: O fato de a gravidez de Cristina ter culminado em um parto feliz foi ela ter-se preparado não só com o yoga, mas com seus próprios meios, como a natação e a caminhada. Ela teve muito empenho em se preparar, sempre pensando no parto. E como ela é uma pessoa bastante sensível, além de todo esse preparo físico, ela tinha um preparo espiritual bem grande. Isso a ajudou consideravelmente, porque passou a encarar o nascimento como algo transcendental, como uma energia que a conduziria ao parto normal.

No segundo parto, ela viu o vazio que é para a mulher não ter uma pessoa junto dela, dando esse suporte contínuo, uma facilitadora para essa energia fluir. Foi por isso que ela desejou passar essa vivência para outras mulheres. As duas experiências (com e sem doula) foram fundamentais para definir o processo de vida que ela viveria dali para a frente.

"O parto é uma experiência única e inesquecível!"

Ariane Caroline Band Richardson

"Quando engravidei pela primeira vez, em 1991, minha cunhada me recomendou o curso de yoga para gestantes da Fadynha. Eu era bem agitada e, no início, senti dificuldades de me acostumar com o ritmo das aulas. Mas fui persistente e curtindo cada vez mais, porque o yoga me trouxe elasticidade e me fez sentir muito bem.

Acho que foi uma das épocas em que fiquei mais centrada. Mas, quando eu estava com seis meses e meio de gravidez, eu e meu marido nos mudamos para a Austrália. É claro que a Fadynha não poderia ir comigo, mas eu já vinha me preparando com ela para o parto de cócoras, porque acredito que essa seja a posição ideal para a gente parir. Inclusive, continuei fazendo a série de yoga (preparada especialmente para mim para a prática no terceiro trimestre) até o final da gravidez.

Em Sidney, fui conhecer um hospital dedicado a mulheres. É fantástico! Acoplado a ele, há uma casinha com três ou quatro suítes (cada qual com um banheiro enorme, com uma ducha ótima e até uma piscina de água aquecida), nas quais as parteiras trabalham com as mulheres que desejam ter o parto fora do tradicional. Se houvesse qualquer problema, a parturiente era levada de maca por um corredor, que dava acesso diretamente para a sala de cirurgia do hospital. Lá, as parteiras não são mulheres idosas, e sim pré-médicas que estudam muito e têm que ajudar em 2 mil partos antes de se formarem. Passei a me consultar regularmente com o ginecologista do hospital e também com essas parteiras.

Quando chegou 26 de fevereiro, comecei a sentir contrações, liguei para o hospital e eles falaram para eu ficar o máximo de tempo em casa. Só à tardinha fui para o hospital com meu marido e fomos encaminhados para um dos quartos dessa casa. Lá na Austrália eles são superlegais. Você pode ter o bebê de quatro, de cócoras, como quiser! A parteira nos mostrou que havia umas toalhas úmidas no quarto, que eram para serem aquecidas no forno de micro-ondas. Com elas, meu marido aplicava compressas na região lombar, ajudando muito a diminuir as dores.

Depois fiquei inquieta e quis andar. Claro que podia! Lá pode tudo! Fui dar uma volta pelas redondezas do hospital e quando retornei ao quarto as contrações eram bem fortes e bem dolorosas. A parteira me aconselhou a ir para o chuveiro, com duchas de água morna direcionadas para a região lombar e a parte baixa da barriga. Alternadamente, eu ia fazendo rotações pélvicas e agachamentos. Às duas horas da manhã, eu já estava desesperada e disse para a parteira que ia ser impossível o bebê nascer. E ela, sempre me incentivando, me levou para a piscina e fiquei umas duas horas lá. Foi muito relaxante!

Quando saí, implorei para que ela me fizesse uma episiotomia, porque achava que a criança devia ser muito grande. Ela se recusou e me mostrou, com a ajuda de um espelhinho, que a cabeça de minha filha já estava aparecendo. Isso me deu uma energia e uma força tão grandes, que aí vieram duas contrações, eu fiz força e Stephanie nasceu. Um bebê com 4,250 kg e eu não levei nem um ponto! Depois a parteira colocou a mim e ao meu marido num almofadão enorme, e ficamos lá com a neném em meu colinho, só curtindo. O cordão ainda pulsava e ela já estava mamando. Só depois que parou de pulsar é que a parteira o cortou. Foi uma experiência maravilhosa! Sei que foi um parto muito longo (18 horas ao todo) e eu me cansei bastante. Mas foi fantástico, um parto muito feliz.

Dois anos depois eu já estava de volta ao Brasil e novamente engravidei. Mas, como estava morando em Macaé (RJ), não consegui fazer o acompanhamento da Fadynha de perto. Mesmo assim, eu colocava em prática a série de yoga todos os dias. Tive uma grande preocupação em encontrar um médico que fizesse o parto de forma similar ao que tive na Austrália. Eu não queria que fizessem nada comigo, como lavagem intestinal, cortes, raspagem... Então lembrei-me do Dr. Antônio Carlos Oliveira, que havia dado uma palestra na época em que participei do curso da Fadynha. Marquei uma consulta e ele aceitou seguir o mesmo procedimento.

O primeiro sinal para eu me internar na maternidade, no Rio de Janeiro, foi a ruptura da bolsa. Liguei para Fadynha e para o médico, e eles disseram para eu ficar calma, porque ainda não estava sentindo contrações. Fadynha me recomendou que eu fosse caminhar e fui dar uma volta com minha mãe. Mas nada das contrações se acelerarem. Minha mãe estava mais nervosa do que eu e insistiu para que eu me internasse logo. Dei entrada na maternidade às 16 horas e descansei um pouco. O Dr. Antônio Carlos esteve no hospital às 18 horas e eu já apresentava contrações, mas bem fraquinhas e com um espaço bom entre elas. Como eu estava morrendo de fome, ele autorizou que eu comesse um sanduíche e tomasse uma vitamina. Aí eu consegui dormir, entre uma contraçãozinha e outra. Mas lá pelas 4 horas eu estava muito inquieta e pedi para meu marido chamar Fadynha.

Eu achava que meu segundo parto ia ser bem mais rápido do que o primeiro, mas estava demorando novamente.

Então Fadynha chegou e, aí sim, a gente armou aquele circo fantástico. Para mim, era muito importante a presença dela. Ela usou a cromoterapia, aplicando umas luzes verdes. Fez musicoterapia, colocando um som relaxante no quarto. E eu praticava minha série de yoga, agachando na cama, fazendo a rotação pélvica, etc. Minhas contrações não estavam ritmadas e isso estava preocupando um pouco Fadynha. Ela resolveu fazer moxabustão em mim. Bastaram dois pontos na perna para acelerar bastante as contrações. Isso foi importante porque eu estava com a bolsa rota já há muito tempo, e tínhamos que dar uma aceleradinha no processo. Senão os médicos iam fazer uma cesareana!

Depois, entrei no chuveiro e Fadynha ficou massageando minha região lombar. Aí as coisas começaram a se acelerar mesmo, e meu marido chamou o Dr. Antônio Carlos. Antes disso aconteceu uma coisa engraçada. Tudo estava sendo feito dentro do meu quarto no hospital. Então, de repente, uma enfermeira abriu a porta e levou o maior susto, porque ela viu tudo verde, uma música fantástica, eu pelada, agachada agarrada à beira da cama e Fadynha ainda segurando os pontos onde havia feito a moxabustão. Acho que ela nunca havia visto coisa igual! Disse apenas: 'Ai, meu Deus, me desculpa', bateu a porta e saiu correndo.

Quando o Dr. Antônio Carlos chegou, auscultou os batimentos cardíacos do bebê, para ver se ele não estava entrando em sofrimento. Daí me levou para a sala de pré-parto, porque eu já havia combinado com ele, anteriormente, que não queria dar à luz no centro cirúrgico. Lá ficamos eu, o médico, a pediatra, meu marido e Fadynha. E havia uma janelinha, na qual um monte de profissionais (enfermeiras, médicos e auxiliares) se amontoou para assistir ao parto. Eu estava de cócoras, bem de frente para eles, e então pedi: 'Gente, pelo amor de Deus, isso aqui não é um *show*'. Eu fiz tudo para que não tivesse uma luz muito forte e que houvesse um clima mais calmo, para eu manter a minha tranquilidade.

Meu marido sentou no degrau de cima da escadinha da cama do hospital, e eu fiquei no de baixo. Tudo devidamente forrado com aqueles panos esterilizados. Cada vez que eu tinha uma contração mais forte, eu saía do banquinho e ficava de cócoras mesmo, bem agachada, fazendo força. Até que demorou, demorou bastante. Mesmo assim o médico não me cortou e nem foi aplicada anestesia. O Dr. Antônio Carlos estava superatento. Foi ele quem recebeu o bebê. Primeiro saiu só a cabeça, depois demorou um pouco para vir outra contração e passar o ombrinho, e aí... saiu todinho! O Michael nasceu com 3.950 kg e não rasgou nada do meu períneo. Novamente, o cordão umbilical não foi cortado imediatamente, só que ele era meio chorão e não quis mamar logo. Ficamos com Michael no colo um tempinho, ainda na sala de pré-parto, e foi meu marido quem cortou o cordão e deu o primeiro banho nele. O bebê não foi aspirado e nem o agrediram de forma alguma.

Olha, ter filhos é uma experiência fantástica. O parto é uma coisa única, inesquecível! Dói? Dói sim, gente. Dói muito, mas dá para aguentar, porque vale a pena. A sensação do filho saindo de dentro de nós é algo singular e maravilhoso. Acho que todo mundo deveria tentar, pelo menos uma vez, ter um parto de cócoras, porque eu nem imagino como é que seria ter um parto deitada. É contra todas as leis da gravidade. A natureza é sábia, e tudo o que a mulher fizer na hora do parto será normal. As coisas vão acontecendo: é só dar tempo ao tempo e deixar o corpo agir e a natureza agir junto, que dá tudo certo!"

Comentário: Todo o tempo, temos acontecimentos que desmentem as falsas verdades instaladas na sociedade: as de que parto de bebê grande não pode ser normal, porque a gestante não tem passagem (e isso *arrombaria* a mulher) e a dor é insuportável; ou de que quando a bolsa está rota deve-se fazer cesárea ou ter um tempo limitado para tentar o parto normal. A história da Ariane desmente tudo isso. Ela ficou 30 horas com bolsa rota, sem tomar antibiótico, sem qualquer intervenção. E o bebê nasceu ótimo, sem precisar de cuidados especiais. Ele era grande e não rompeu o períneo. Ariane venceu todas as barreiras.

No segundo parto dela, tivemos que fazê-lo de forma improvisada, porque ainda não existem locais no Brasil com todo aquele suporte humanizado que ela teve na Austrália. O sonho das pessoas que lutam pela humanização é chegar a esse ponto: conquistar um ambiente com todas as facilitações para o parto, com todos os objetos e recursos que podem ser usados pela doula (como banheiras, chuveiros de fácil acesso, bolas, massageadores etc.). Um local com tudo para facilitar a mulher, e que tenha cara de uma casa, e não de um hospital.

Por incrível que pareça estamos começando a ter essa perspectiva em algumas Maternidades e Casas de Partos públicas do Rio de Janeiro. As Maternidades privadas só mudarão quando as mulheres, suas clientes, pararem de procurar os seus serviços e correrem para as Maternidades públicas humanizadas.

Partos com apoio da doula

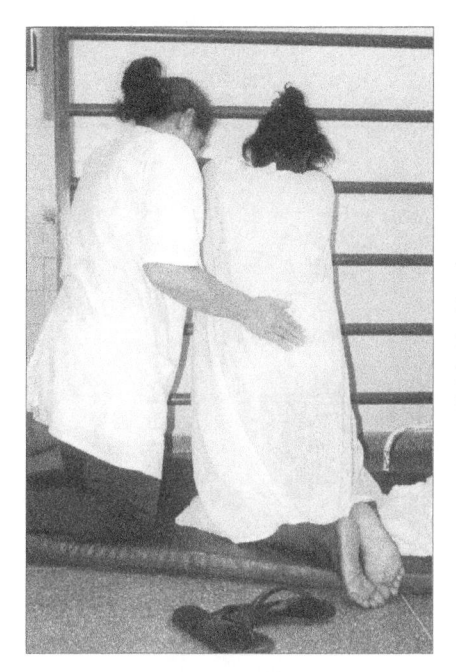

Uma doula voluntária atua no Hospital Sofia Feldman, em Belo Horizonte, fazendo massagens nas costas da parturiente, enquanto ela se apoia na barra de Ling.

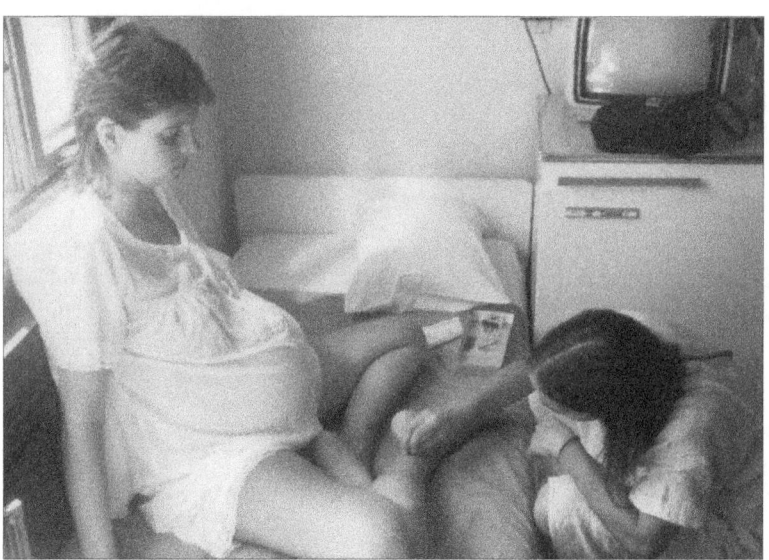

No quarto da maternidade, Fadynha faz moxabustão em Maria Inês Couto de Oliveira na década de 80.

Parto de Cláudia Torres

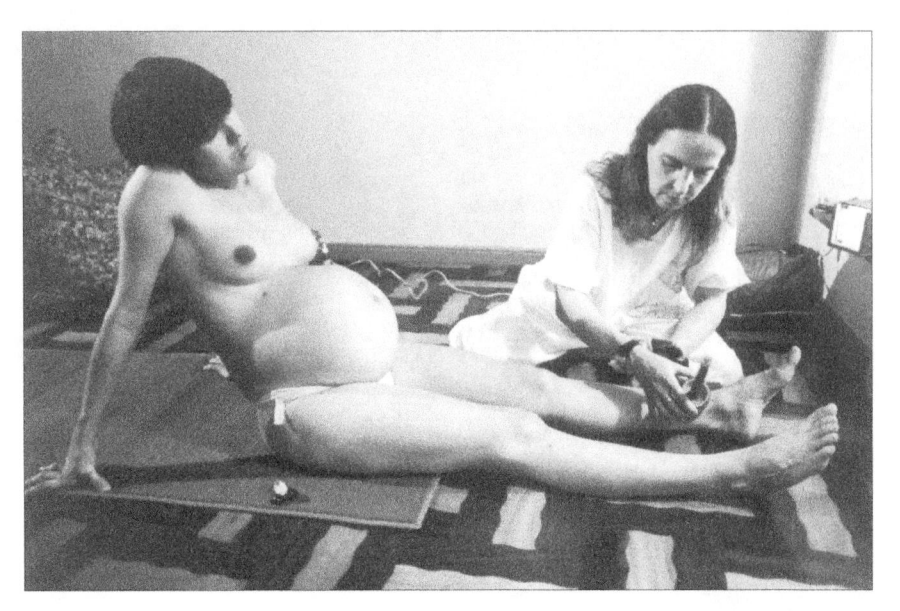

Na Casa de Parto Nove Luas, Lua Nova (que existia em Niterói-RJ), Fadynha aplica a moxabustão no ponto BP6 (para induzir o trabalho de parto) na parturiente Cláudia Torres.

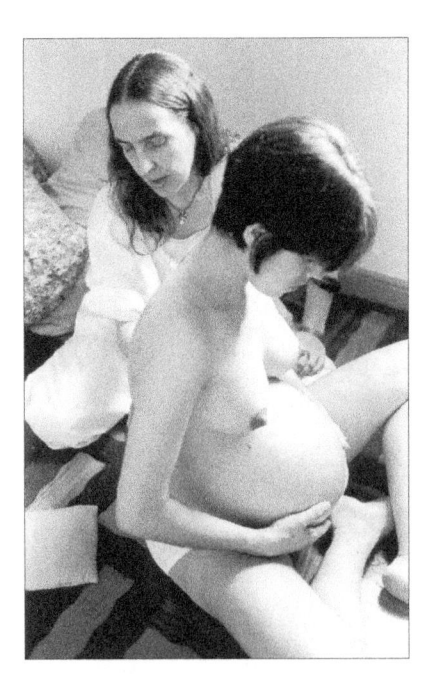

A doula realiza massagens na lombar, para aliviar as dores. Cláudia mantém-se bastante concentrada durante as contrações.

PARTOS COM APOIO DA DOULA / 157

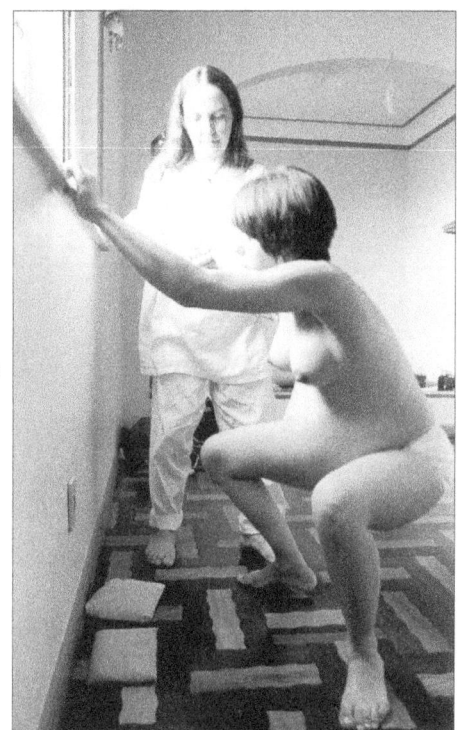

Cláudia faz exercícios na posição de cócoras, apoiada na janela, para tentar facilitar a descida do bebê.

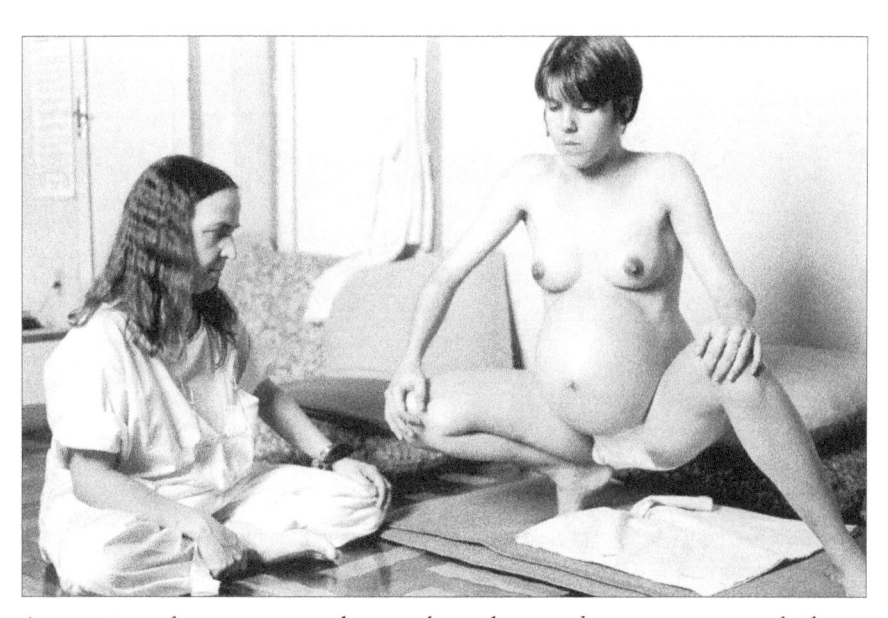

A parturiente faz uma postura de yoga chamada *namaskar*, que serve para facilitar a abertura pélvica e a rotação do bebê.

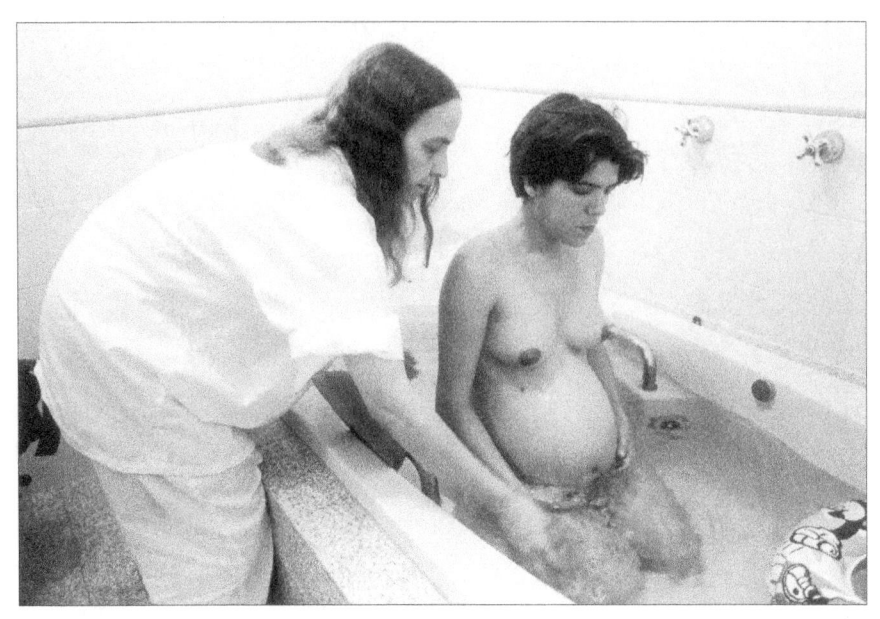

O banho de banheira, com água bem quentinha, relaxa a parturiente e alivia as dores.

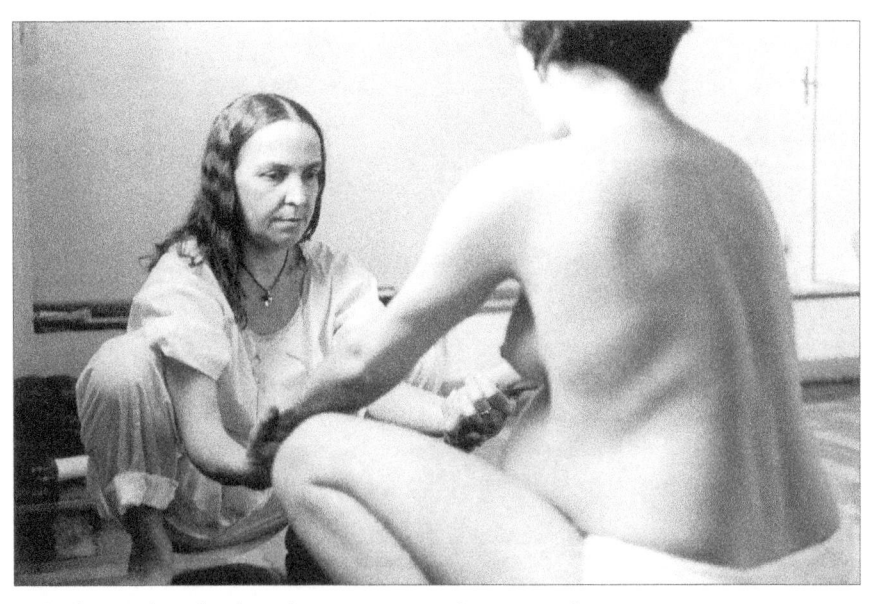

Fadynha auxilia Cláudia a ficar na posição de cócoras durante a contração, para aliviar as dores e impulsionar o bebê para baixo.

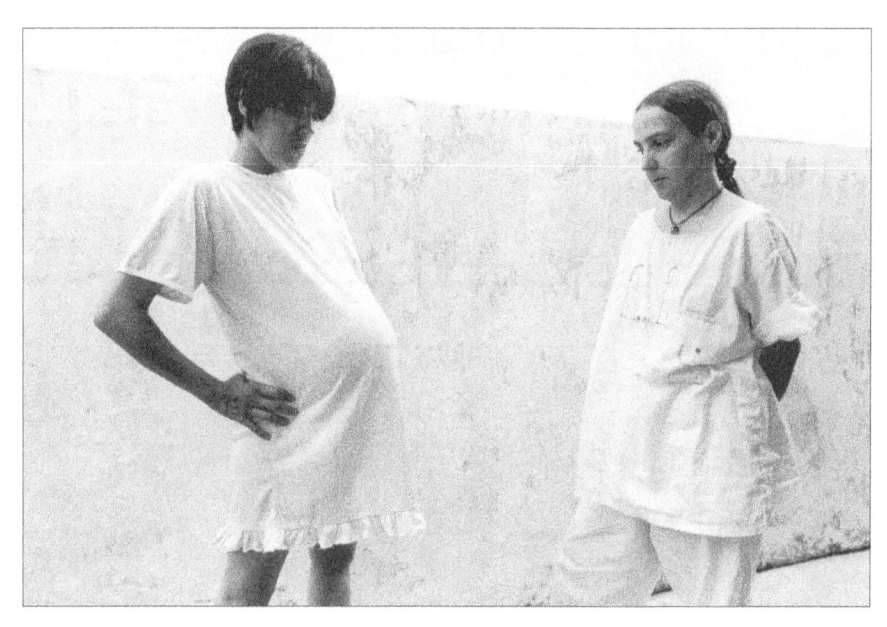

Para ativar o trabalho de parto, a doula colocou a parturiente para caminhar pela Casa de Parto e, durante as contrações, Cláudia praticava o exercício chamado *rotação pélvica* (bambolê) juntamente com a respiração *bhástrika* (adaptada do yoga).

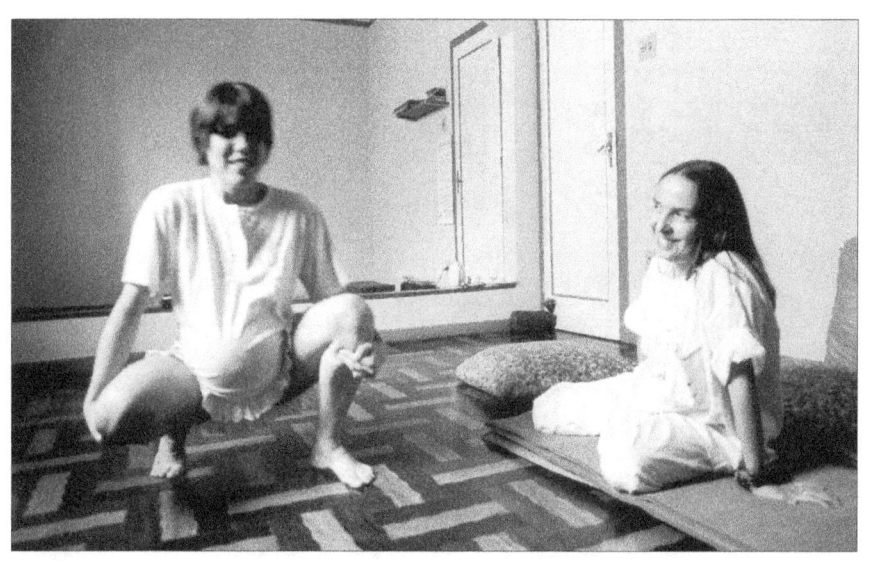

Cláudia pratica o exercício conhecido como *andar de patos* que, ao combinar a ação da gravidade com o movimento, favorece a descida do bebê e a abertura pélvica.

160 / A DOULA NO PARTO

Parto de Carolina Cavalcanti
(Fotos originalmente publicadas na matéria *Parto Natural*, revista Seu Filho e Você, edição n° 19 de outubro de 2002, cedidas gentilmente por K Editores Ltda.)

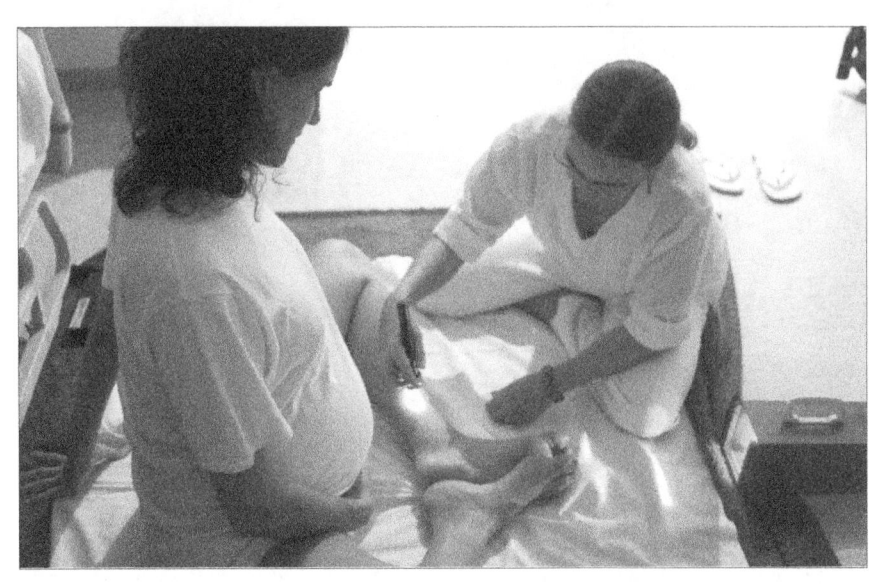

O trabalho de Fadynha, acompanhando o parto de Carolina Cavalcanti, inicia-se no quarto da maternidade. A doula aplica a cromoterapia (potencializada pelo cristal) no ponto BP6.

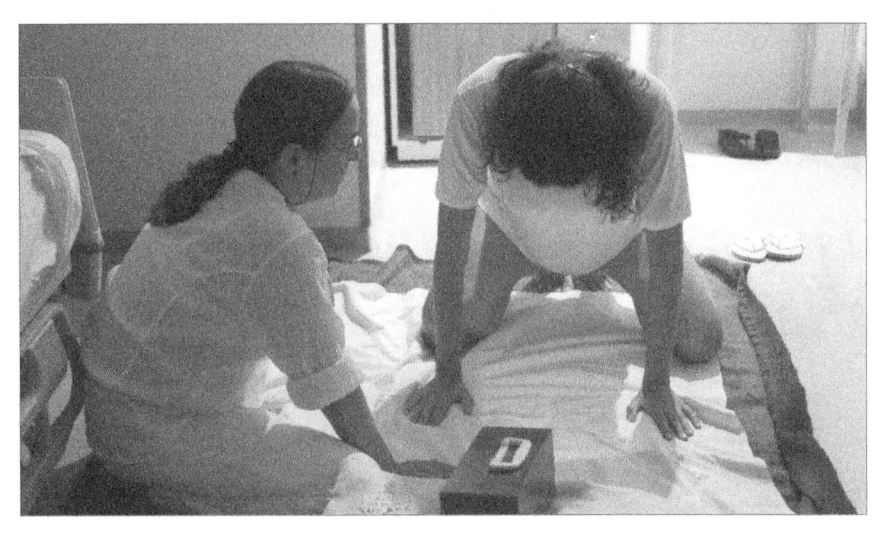

Carolina recebe a luz da cromoterapia de uma forma mais ampla (sem ser localizada diretamente em um ponto). Ela fica na posição de quatro apoios, que é ótima para aliviar a dor.

PARTOS COM APOIO DA DOULA / 161

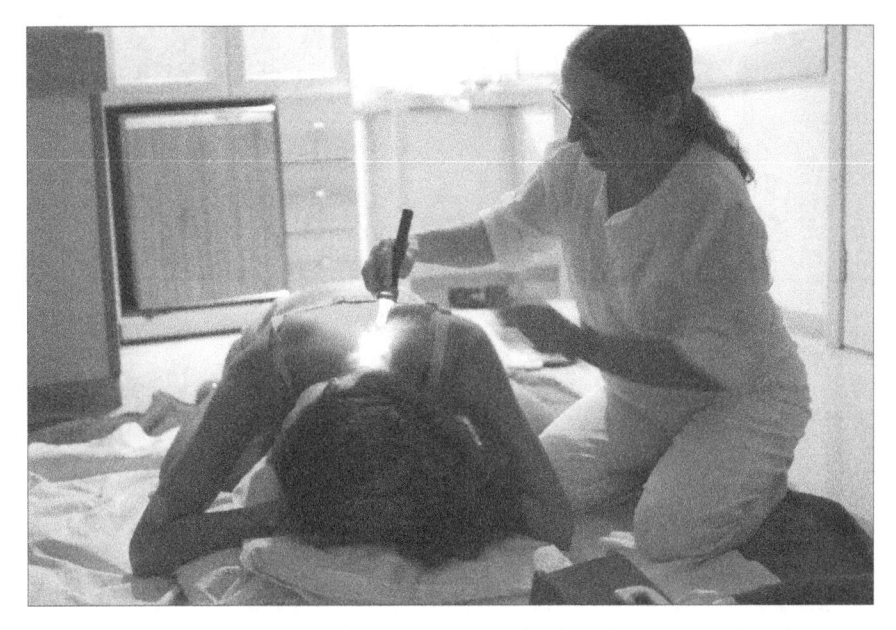

Enquanto a parturiente fica na postura yoga mudrá (excelente para relaxar), a doula aplica a cromoterapia com cristal ao longo do meridiano do sistema nervoso, sobre a coluna.

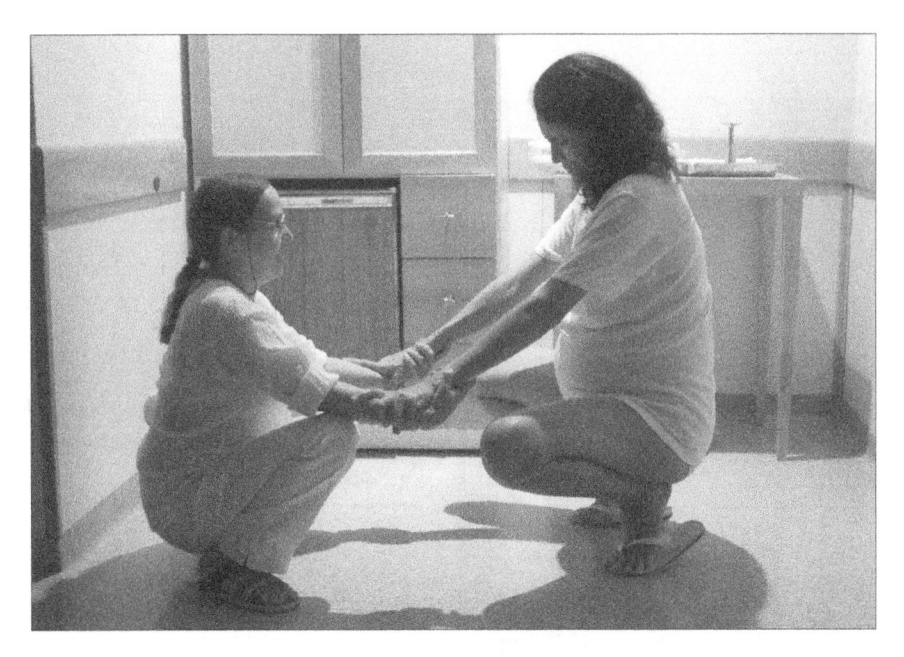

Fadynha aproveitou os momentos em que ela e Carolina puderam ficar no quarto da maternidade para fazer diversos exercícios, como este de cócoras.

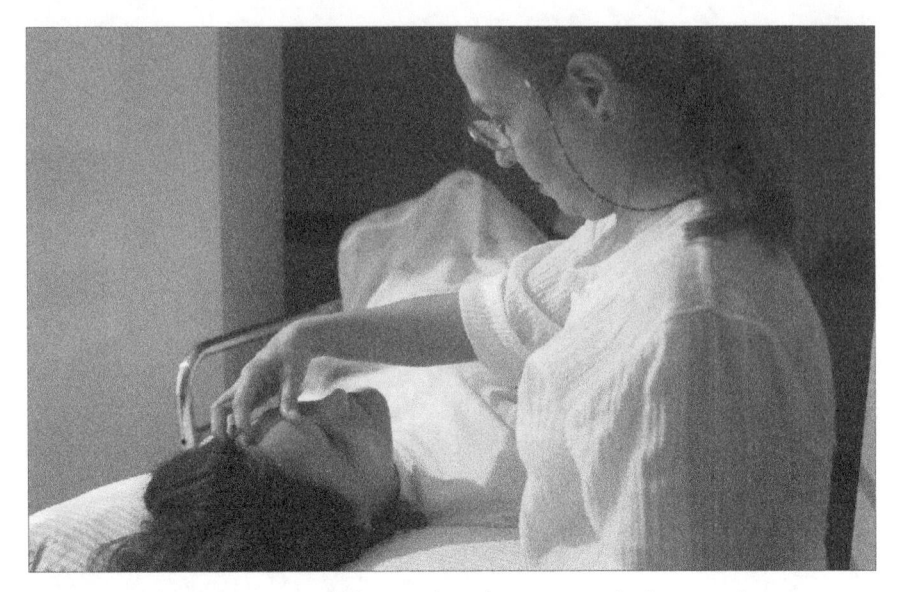

Embora não houvesse necessidade, Carolina dirigiu-se à sala de parto de maca. Algumas maternidades exigem o cumprimento dessa norma. Isso é penoso para a mulher, porque, deitada, ela sente grande desconforto. As maternidades mais humanizadas permitem que a parturiente vá caminhando para a sala de parto. Para aliviá-la, Fadynha massageia um ponto de digitopressão (ponto extra entre as sobrancelhas), que é muito relaxante.

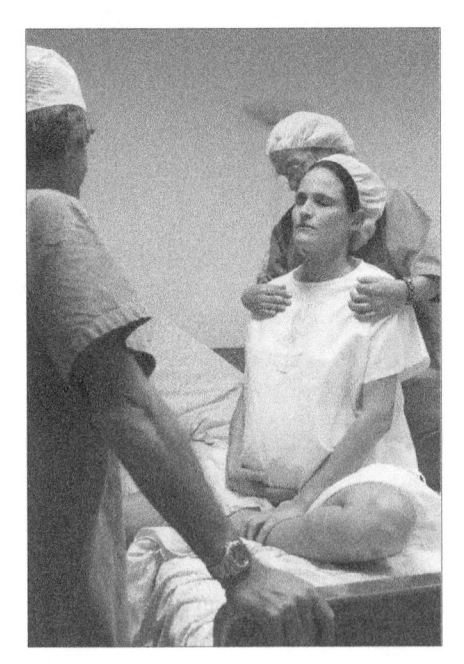

Na sala de pré-parto, a doula dá apoio à parturiente durante a contração.

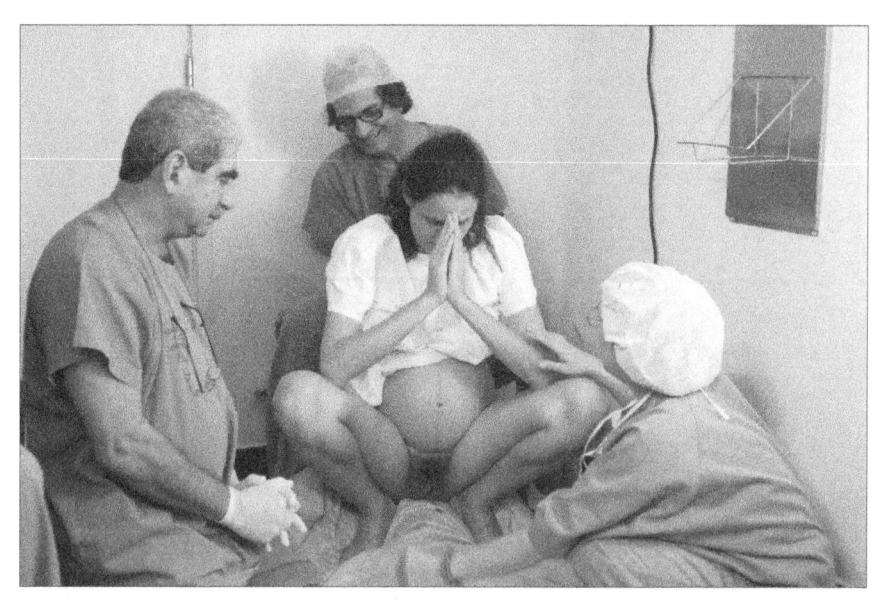

No centro cirúrgico, o Dr. Antonio Carlos de Oliveira procurou criar um ambiente mais acolhedor e próximo ao que Carolina havia vivenciado em seu primeiro parto (feito no quarto da maternidade): ele colocou uma escadinha de dois degraus para o marido se sentar e dar apoio à mulher e forrou o chão com campos esterilizados, onde a parturiente pôde ficar de cócoras.

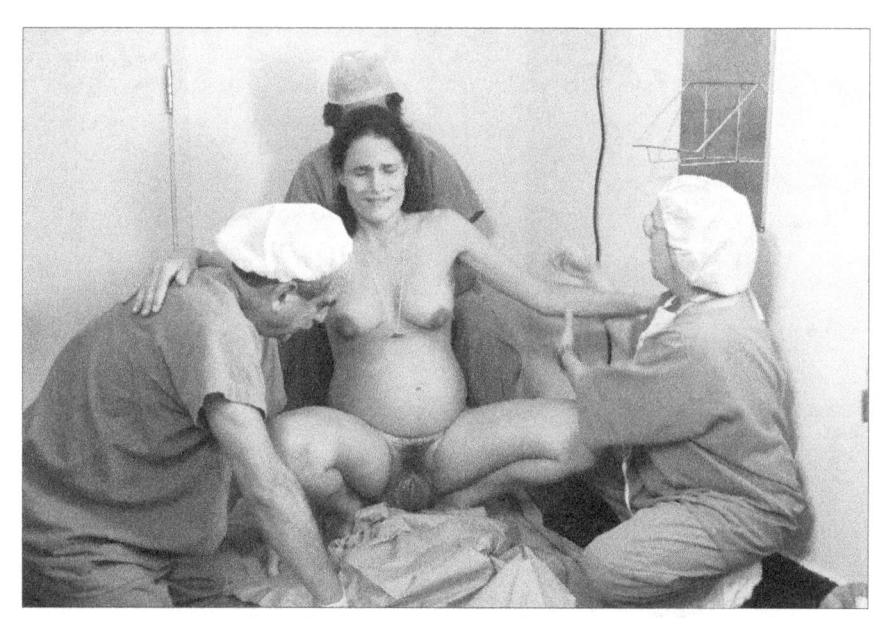

Já com o bebê coroando, a doula, o marido e o obstetra fizeram o *círculo de apoio* (forma de a parturiente se sentir rodeada de segurança e tranquilidade).

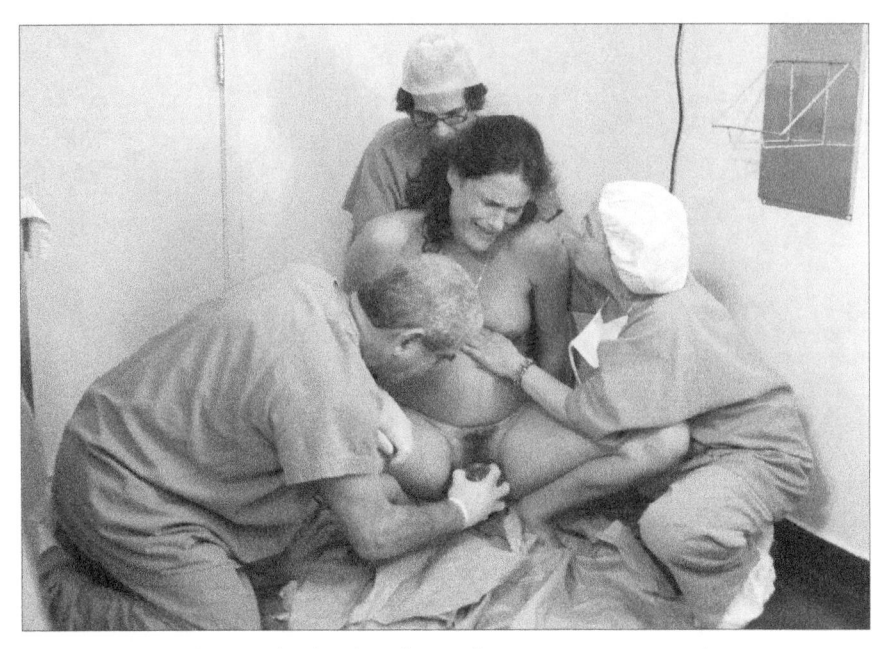

No período expulsivo, a doula fala palavras de incentivo para Carolina.

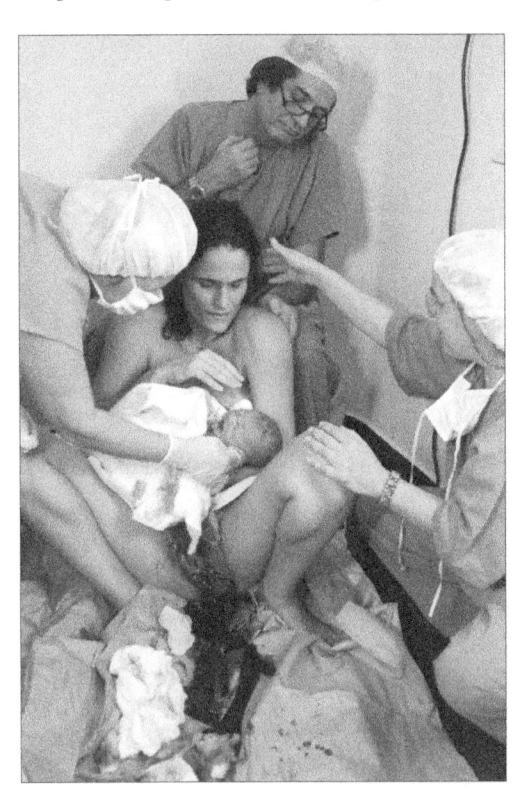

No momento em que a pediatra está observando o bebê, a doula continua perto da mãe, dando seu apoio.

[Carolina conseguiu ter o bebê sem nenhuma intervenção (sem anestesia, ocitocina e episiotomia) e sem ruptura do períneo. Tudo isso dentro de condições adversas, por estar num centro cirúrgico (não--humanizado). Esta é a prova de que, dependendo de quem está conduzindo o parto, é possível transformar o ambiente em o mais humanizado dentro das possibilidades.]

Partos de Adriana Sant'Anna

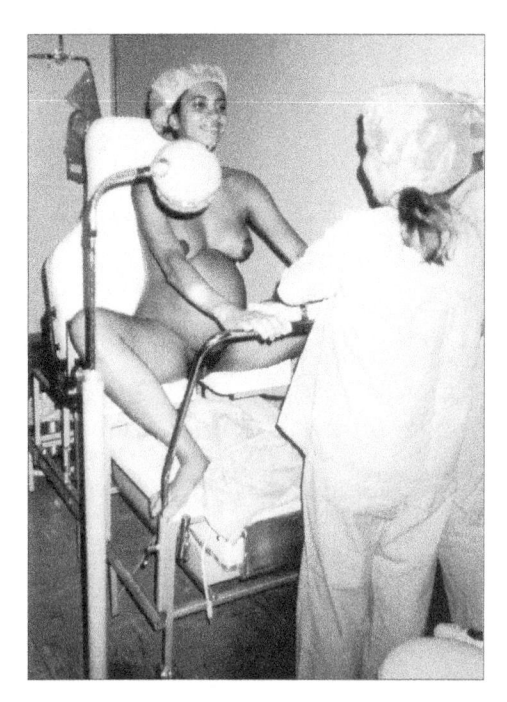

Fadynha acompanha o nascimento do primeiro filho de Adriana Sant'Anna. Ela não sentiu dor durante o trabalho de parto e não precisou de anestesia. Seu bebê nasceu na cadeira para parto de cócoras, enquanto Adriana sorria.

No segundo filho, no quarto da maternidade, a doula ajuda a parturiente a fazer movimentos que favorecem a evolução do parto.

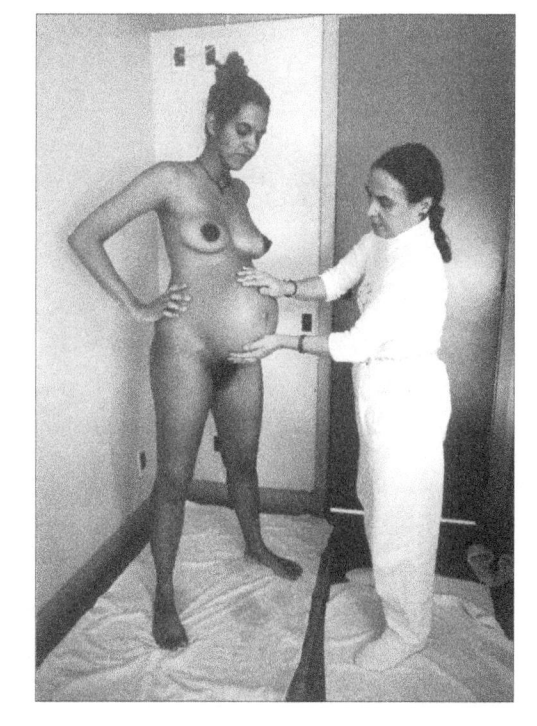

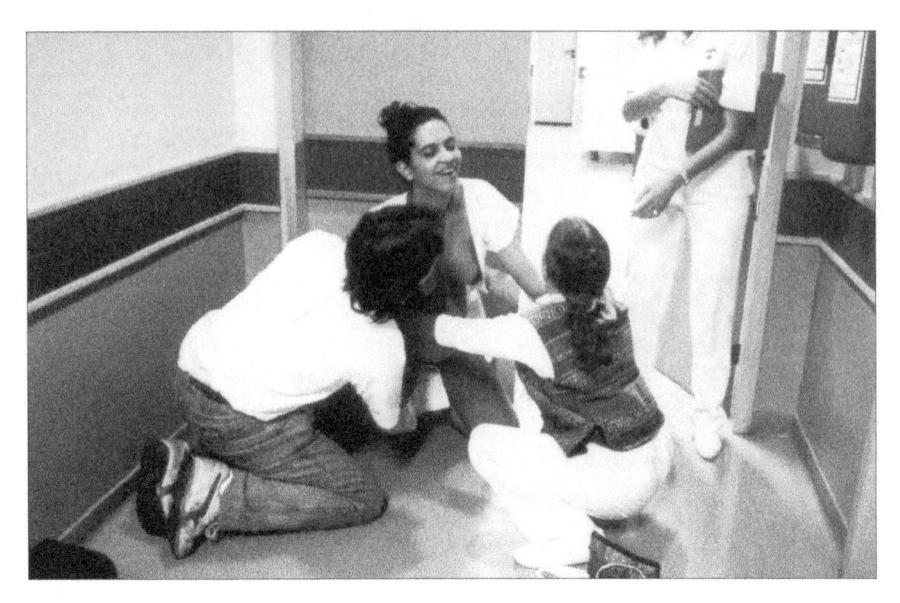

Adriana foi andando para o centro cirúrgico. Mas o processo de parto evolui tão rápido que, ainda no corredor, o bebê já estava coroando. A doula e o marido deram apoio à parturiente.

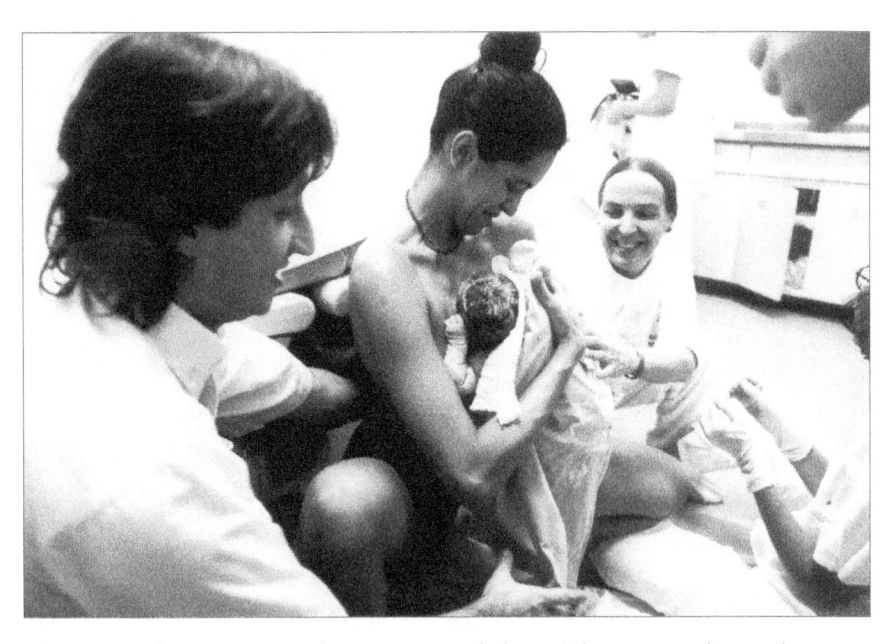

A equipe médica conseguiu chegar a tempo de levar Adriana para dentro do centro cirúrgico. Logo em seguida, ela deu à luz de cócoras, no chão.

PARTOS COM APOIO DA DOULA / 167

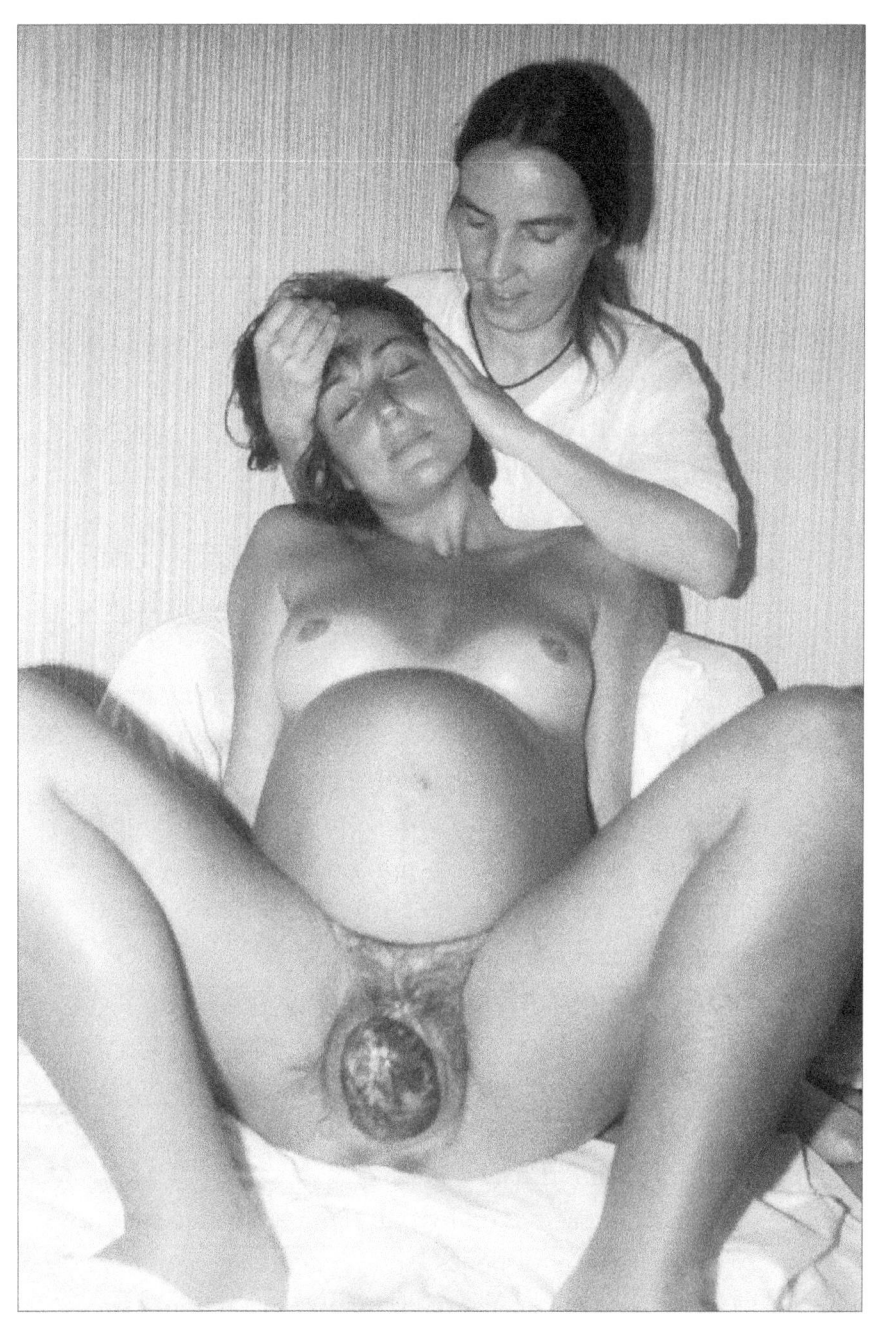

Em 1985 esse parto foi feito no quarto da maternidade, apenas com a presença da parturiente, da obstetra e da doula. Ela se sentia tão bem que, na hora em que o bebê estava coroando, a própria médica tirou a foto, registrando este momento de serenidade.

Depoimentos

1

Eu e as Doulas

Eu estava em Buenos Aires, participando de um curso de especialização de duas semanas na *Escuela Homeopática* de Paschero. Num dos tempos livres, encontrei numa livraria uma edição em espanhol, de poucas páginas. A capa mostrava um médico auxiliando uma grávida a parir de cócoras. Só mostrava a paciente da cintura para cima, e seu rosto tinha uma expressão no mínimo intrigante. Ela não parecia estar com dor. Parecia gritar, com o queixo esticado, a boca aberta. Estaria sorrindo?

Fiquei magnetizado pela capa. Folheei suas páginas com especial interesse e viva curiosidade, porque naquela época eu já assistia a partos de cócoras em minha cidade. Minha trajetória de médico *fora da caixinha* já se havia iniciado. A foto na capa me imantou e comprei o livro, sem saber que ele abriria uma nova porta para a minha compreensão do nascimento humano.

O Livro era *Nascimento Renascido*, do médico francês Michel Odent, que somente uma década mais tarde teria uma tradução para o português. Falava das suas experiências com parto e nascimento em uma pequena cidade próxima de Paris chamada Pithiviers.

Devorei as páginas do livro durante os últimos dias do meu estágio, ainda em Buenos Aires. Mal podia esperar para mostrar a todos o meu achado. Humanizar o nascimento era uma questão que envolvia gente da tantas latitudes! A visão do Dr. Odent era tão próxima dos ideais que eu perseguia que me trouxe uma esperança de um dia ser compreendido nas minhas condutas como obstetra. Entretanto, ao lado da confirmação de teses que eu solitariamente acalentava há tantos anos, o livro me mostrou algo que eu não esperava: um limite, um ponto final, uma barreira provavelmente intransponível.

Na página 130 do livro está uma foto que me chocou, mais do que todas as outras. Ela possuía uma força e um impacto que deixava as outras fotos parecendo imagens corriqueiras. Os partos pélvicos, partos na água, partos com o companheiro, etc., já eram familiares para minha modesta experiência, mas aquela foto nunca mais se descolou da parede da memória. Era uma foto de sintonia, proximidade e compaixão.

Na foto, Dominique - uma parteira de Pithiviers - abraça uma paciente nua, no chão da sala de parto. Seus corpos colados, os braços apoiados e as cabeças baixas mostravam um enlace de empatia e comunhão. Uma união de corpos e almas. Uma proximidade até então não vista por mim entre profissional e paciente. Algo que eu jamais havia percebido, e a que provavelmente nunca terei acesso. Ali estava o limite. Ali residia meu choque.

Aquela foto desvendara um mistério. Por que minhas taxas de cesariana chegavam a um determinado ponto e não conseguiam baixar? Por que eu não conseguia vencer alguns obstáculos inexplicáveis na condução de partos? Por que, mesmo sendo o mais humanizado possível, eu ainda continuava a ter mais intervenções do que gostaria? As respostas vieram sintetizadas na crueza daquela foto. O toque, a proximidade, o afeto, a intimidade. As coisas agora começavam a fazer sentido.

Na última vez que encontrei o mestre Odent, em Eugene, no Oregon (Estados Unidos), diante de uma pergunta sobre o que fazer em uma determinada situação, ele prontamente me respondeu: "Ofereça privacidade e proteção a essa mulher. Esse é o primeiro passo."

Penso que foi Maximilian quem me falou a palavra *doula* pela primeira vez, nos anos 80, quando ainda estava na residência. Mas certamente foi quando comecei a trabalhar com uma que percebi o real significado dessa proposta e dessa atuação. Esse encontro só aconteceu em 1997, quando uma de minhas pacientes, Cristina, *revelou-se* doula e disse que seu destino era trabalhar com o nascimento. Desde então estabelecemos uma parceria, que dura até os dias de hoje, ainda com o acréscimo de uma parteira/doula que é Zeza.

O que pude notar nesses últimos anos é que a esfinge da fotografia do livro de Odent agora mostrava um pouco de seus segredos. O trabalho com a doula e, portanto, com a feminilidade no nascimento, apresentava alternativas inumeráveis para se lidar com os dilemas da subjetividade no parto. Uma mulher sabe o que se passa no parto. As mulheres que trabalham comigo na assistência ao nascimento tiveram também suas passagens pela dor e pela delícia de parir. Conhecem pela marca na carne os passos que as mulheres devem trilhar para encontrar seu caminho. O auxílio da feminilidade, do carinho, do contato, do afago, da confiança e do suporte coloca o trabalho de parto em outro patamar de compreensão. O evento abandona a sua excessiva medicalização artificial e agressiva, incorporando-se novamente ao elenco de fenômenos sociais, culturais e humanos. A extensa história humana de suporte psico-

-social-espiritual ao nascimento encontra seu resgate com a presença das doulas.

Desnecessário esclarecer que os resultados na minha prática pessoal como obstetra tiveram um grande impacto positivo depois da incorporação das doulas no atendimento ao parto. Hoje em dia não é mais possível retroceder, diante dos avanços inequívocos observados. O Dr. John Kennell, em Cleveland, me contava que sua experiência com as doulas começou com a observação de parturientes que relatavam uma tranquilidade muito maior quando acompanhadas, e a partir daí surgiram as pesquisas que demonstram, cientificamente, o que o processo adaptativo dos últimos milênios nos apresentava no dia a dia: "Mulheres necessitam de suporte afetivo e social no momento de parir."

Doulas são amortecedores afetivos. Estão ali para servir à mulher, nas suas necessidades físicas e espirituais. O nascimento humano congrega em um momento apenas uma gama de sentimentos que normalmente não experimentamos com tal intensidade no nosso dia a dia. Dores, temores, ansiedade, êxtase e comunhão. É uma ocasião única, muito mágica e poderosa. Por isso, as pessoas que estão presentes nesta hora são imantadas de uma energia muito especial, que impregna seus corpos e almas com uma luminosidade especial, lilás e brilhante. As doulas, mulheres como as parturientes, são abençoadas com a dádiva da cumplicidade, e recebem como prêmio a gratidão eterna. A elas meu reconhecimento e eterna gratidão.

Ricardo Herbert Jones
Ginecologista, obstetra e homeopata, membro da ReHuNa,
Diretor da Liga Homeopática do Rio Grande do Sul.
Trabalha há 15 anos com parto humanizado,
já tendo realizado mais de 1.500 partos naturais.

2

Conhecida por todos como Fadynha, nossa amiga, professora e incansável defensora do parto e nascimento humanizados vem nos brindar com este livro, fruto de sua vivência como doula há mais de 30 anos. Sua missão vem sendo compartilhar generosamente este trabalho, multiplicando doulas e fazendo-as florescer além dos domínios da rede privada de saúde. Foi assim que nos conhecemos e nos tornamos Amigas na Luz.

Embora as doulas sejam uma aquisição relativamente recente no cenário do nascimento contemporâneo, a presença da acompanhante no parto – ou como chamamos no Brasil, *a comadre* – há muito por nós é conhecida. Sua presença e seu cuidado constantes assumem posição de destaque para a família e muitas vezes asseguram a sobrevivência e o bem-estar da mãe e de seu bebê. Tradicionalmente, mães, irmãs, tias e outras amigas sempre estiveram presentes neste momento oferecendo apoio. Com a migração do parto domiciliar para o ambiente estéril dos hospitais, ficou alterada substancialmente a natureza deste momento, transformando o nascimento humano num evento médico que exclui a presença da família. Como consequência, muitas mulheres passavam, e tristemente ainda hoje passam, por esta experiência sozinhas e abandonadas nos hospitais e nas maternidades.

As doulas podem representar um retorno à tradição da mulher que cuida de outra mulher durante o processo de nascimento. Permanecendo ao lado oferecendo apoio e trazendo informação, encorajando as mulheres a confiar no seu próprio corpo, diminuindo assim o medo e a ansiedade com o trabalho de parto, auxiliando a mulher a ter um parto seguro e gratificante, traduzindo toda esta experiência num processo de dignificação da natureza feminina.

Assim como boa parte dos profissionais envolvidos com o nascimento humano, Fadynha compreende a natureza e a força do respeito, da amizade e da compaixão neste momento tão especial na vida de uma mulher. Estas qualidades são uma inspiração para que possamos nos reconectar com a beleza e o sagrado, que é o nascimento de uma nova vida. Este livro chega em boa hora! A você, mulher e comadre, seja bem vinda ao fascinante universo do servir.

Maria Helena Bastos
Médica especialista em Ginecologia e Obstetrícia pela
FEBRASGO
MSc Mother and Child Health – University College London
e *Membro da ReHuNa*

3

Um toque tranquilo, um olhar reafirmador, um canto baixinho ajudando a relaxar. Na travessia da mulher pelo ritual do trabalho de parto alguns elementos quase mágicos podem transformar profundamente o seu desenrolar. Nos dias atuais, a percepção do trabalho de parto e do parto está tão influenciada pelos aspectos culturais, econômicos, éticos e tecnológicos de nossa sociedade, que muitas mulheres já não sabem o que esperar desta experiência e algumas já não acreditam na sua capacidade biológica de enfrentá-la. É no resgate dos aspectos culturais e afetivos da gestação e do parto que um profissional tem papel de destaque na atuação junto às gestantes, possibilitando que este rito de passagem seja vivenciado pela mulher/casal/família como uma experiência prazerosa, de crescimento emocional e de fortalecimento dos laços afetivos.

Doula é o nome deste tipo de profissional. Com sua atuação, a doula informa, acolhe, materna, incentiva, apoia, escuta. E, ao mesmo tempo em que vai proporcionando tranquilidade e bem-estar – diminuindo a percepção dolorosa das contrações –, reforça de maneira imperceptível para a mulher a capacidade física e emocional que ela possui de passar por este ritual. Nos últimos anos, tenho tido o prazer de trabalhar e aprender com Fadynha na assistência conjunta a gestantes e casais que desejam viver a experiência da gestação, do parto e do nascimento de forma mais intensa e prazerosa. Com sua atuação como doula – uma vocação nata que ao longo dos inúmeros anos de prática ela só fez aperfeiçoar –, Fadynha demonstra sua maravilhosa capacidade de facilitar e transformar a experiência da parturição.

Um exemplo de intervenção que demonstra que tecnologia não é sinônimo de equipamento eletrônico, mas que a mais sofisticada das tecnologias ainda é a atuação do ser humano.

Marcos Augusto Bastos Dias
Diretor da Maternidade Leila Diniz (RJ) no período de 1996 a 2001. Ginecologista e Obstetra. Coorganizador da Conferência Internacional pela Humanização do Parto e Nascimento, membro da ReHuNa e gerente do Programa da Mulher da Secretaria Municipal de Saúde do Rio de Janeiro. Mestre em Saúde da Mulher – IFF – FIOCRUZ.

4

Era 1979. Comecinho do ano. Começo de uma história.

Sou médica e fui chamada quando uma gestante entrou em trabalho de parto. Durante a gravidez, eu havia acompanhado seu pré-natal e ela havia feito yoga para gestantes. Sua instrutora de yoga era a Fadynha, minha amiga recente.

A parturiente pediu à sua professora de yoga que estivesse junto durante o trabalho de parto. E foi assim que, pela primeira vez, eu trabalhei com a Fadynha no atendimento a um parto.

Desde então, muitas vezes eu e Fadynha estivemos ao lado de parturientes. São muitas horas juntas, muitas noites insones e até algumas viagens para outras cidades, onde *nossas* gestantes estavam parindo.

Durante as horas de trabalho de parto, tenho visto a Fadynha massagear, aplicar moxa, orientar exercícios, sugerir posturas e respirações. Mas não se trata apenas de técnica: tenho testemunhado também a Fadynha enxugar testa de parturiente, acalmar pai, incentivar.

Inúmeras gestantes têm escolhido ter a presença amorosamente profissional da Fadynha durante o trabalho de parto. Alguns médicos têm contado com essa presença. E os resultados são quase sempre ótimos: a mulher sente-se apoiada, o pai sente-se acompanhado; o trabalho de parto evolui mais docemente; obstetra e pediatra deparam-se mais raramente com complicações. E o bebê? Este já nasce ouvindo um mantra que Fadynha costuma entoar. Todos saem ganhando.

Têm sido muitos e muitos anos trabalhando assim. Até que, há pouco, descobri que, por tal trabalho, a Fadynha é, então, **doula**. Pioneira.

Pioneirismo? Não penso assim. O que estamos fazendo é recuperar a antiga prática de fornecer à parturiente a assistência que ela deseja e de que ela precisa num momento crucial e íntimo de sua vida: o parto. Assim, é maior a chance de tudo correr bem. E, quando há um intercorrência, a gestante e seu companheiro sentem-se mais seguros e consolados, porque a doula está ali, intermediando as informações, aliviando a angústia.

É um trabalho de equipe. E tem sido ótimo ser da equipe da Fadynha. Tem sido ótima a nossa história!

Stella Marina Pinto Ferreira
Ginecologista e obstetra homeopata.
Dá assistência a partos naturais hospitalares
e domiciliares há 25 anos.

5

Durante uma viagem de avião, comecei a ler uma revista de bordo. Página vai, página vem, parei numa reportagem que falava de uma das praias mais encantadoras de Santa Catarina, a Praia do Rosa, e seus atrativos. Mas foi mais do que sua beleza o que me chamou a atenção: "*Nos meses mais frios, em que só os surfistas mais fanáticos entram na água, para sorte dos estalajadeiros, surge a maior de todas as atrações: a chegada das meigas e gigantescas baleias-francas, de 50 toneladas, vindas diretamente da Antártida, para ter os seus graciosos filhotes de quatro toneladas e amamentá-los numa temperatura adequada à sua sobrevivência nos primeiros meses de vida*".

Aprendi então que, para amamentar, uma outra baleia amiga coloca o filhote em posição de receber na boca o jato de leite (100 litros por dia) de uma glândula mamária embutida no peito da baleia mãe. E que o parto debaixo d'água é ajudado por essa baleia amiga, que sustenta o filhote recém-nascido na superfície da água, até ele aprender a respirar sozinho.

Imagine uma baleia gestante, que nada milhares de quilômetros para chegar à sua *maternidade*, uma praia propícia para ter seu filhote. Por sua natureza, sabe como será, para onde ir e como ter seu *bebê*. E... Gente! Baleias precisam de suporte emocional na hora de seu parto! Elas precisam de uma baleia amiga que esteja a seu lado, para dar apoio emocional e para ajudar o bebê a respirar e mamar! E se as baleias sabem que isso é importante, dá para entender por que os seres humanos não têm essas condições na hora do nascimento de seus bebês?

Pois é! Há muitos anos a Fadynha vem dando seu apoio de amiga – do tamanho de uma baleia de muitas toneladas – às nossas parturientes que têm a sorte de poder contar com ela. Ensina, através do yoga, a compreender o corpo, a lidar com suas mudanças e a entender o processo de nascimento para, quando a natureza reclamar essa sabedoria, o corpo se deixar parir como pode e deve. A parturiente, com a sua presença, fica mais segura, maior é sua autoestima, e pode se abandonar ao trabalho árduo que lhe cabe, sentindo-se cercada de um afeto compreensivo e sabedor de suas necessidades, principalmente das emocionais e espirituais.

Inúmeros são os depoimentos positivos das mulheres que tiveram o privilégio de contar com a Fadynha, essa defensora incansável do modo natural de nascer e viver, nesses momentos cruciais e sublimes do tornar-se mãe. Momentos esses que, se não devidamente acompanhados e cuidados, podem dar origem a marcas profundas no corpo e na alma, gerando traumas cuja duração é difícil de prever – e ainda mais difícil é curar. Nos relatos dessas mulheres, altamente positivos, em meio a descrições das mais variadas, há uma frase que sempre retorna: "*A Fadynha estava lá*".

Pois é! Hoje chamamos essa pessoa amiga e apoiadora no parto de *doula*. E cada vez mais mulheres querem e requerem essa presença amiga para estar a seu lado em sua longa travessia.

Fadynha tem um vício incurável: seu pioneirismo. Foi uma das fundadoras da Rede pela Humanização do Parto e Nascimento – a ReHuNa. Foi a introdutora da massagem *Shantala para bebês* no Brasil. Com sua iniciativa, manteve acesas as discussões sobre alternativas às práticas intervencionistas em partos e nascimentos, através de seus Encontros sobre Gestação e Parto Natural Conscientes. É fundadora e primeira presidente da ANDO - Associação Nacional de Doulas.

E, agora, traz à luz o primeiro livro sobre o papel das doulas a ser editado em nosso país. Muito além de um manual instrucional, um livro em que reparte generosamente o conhecimento que amealhou em seus muitos anos de vivência e estudo. Com seu estilo gostoso de ler, explica o que é a doula. E mais: o papel da doula na gravidez e no parto, e, principal-mente, o que as doulas podem e o que *não* devem fazer. Nem vale a pena continuar a citá-los - certifiquem-se por si sós!

Convido vocês, leitoras e leitores, a mergulhar nas águas mornas e agradáveis de conhecimento e sabedoria
destas páginas, na companhia suave e amigável de Maria de Lourdes Teixeira - e descobrir nesse trajeto a razão de seu apelido carinhoso.

Daphne Rattner
Médica sanitarista, coordenadora do Grupo de Estudos sobre Nascimento e Parto (Instituto de Saúde - SES/SP) e integrante da coordenação nacional da ReHuNa - Rede pela Humanização do Parto e Nascimento.

6

No passado, o nascimento ocorria quase sempre em casa, e a mulher era geralmente assistida por parentes, amigas ou parteiras. Além da parteira, era muito comum que outras mulheres também estivessem presentes para ajudar a gestante a lidar com a difícil e nobre tarefa de dar à luz. Essas mulheres geralmente eram encarregadas de ferver a água, preparar o banho ou algum tipo de alimento, assim como oferecer conforto emocional ou físico à parturiente. Hoje, as mulheres têm os seus filhos ou filhas dentro de um hospital, longe da família e dos seus entes queridos.

Se o nascimento no hospital pode trazer alguns benefícios, também impede que a mulher obtenha o apoio necessário e constante, nesse momento tão importante, e que suas angústias e questionamentos sejam esclarecidos com uma linguagem clara e acessível. A presença da família quase sempre não é permitida. Embora seja predominante, tal modelo tem se transformado. Procura-se modificar o ambiente do parto, tornando-o mais aconchegante, com a participação da família ao lado da mulher, e que ambos possam expressar livremente suas angústias, expectativas e preferências.

Nessa transformação, surge uma figura central que é a "doula". Doula é uma palavra de origem grega que significa aquela que serve e tem a função de oferecer apoio emocional e físico à mulher e também à sua família no momento do nascimento. Proporciona um nível de suporte que é diferente de uma pessoa que tem uma relação íntima com a parturiente, embora ambos se complementem. Mesmo com a presença de uma outra pessoa, ela se faz necessária, pois possui habilidades para ajudar a mulher a relaxar e se apropriar do processo de nascimento. O suporte social no parto está embasado por inúmeras evidências científicas que comprovam a sua eficácia. Muitos hospitais já permitem que as mulheres possam ser acompanhadas por uma doula de sua preferência. Em outros, há mulheres da própria comunidade, muitas vezes trabalhando de forma voluntária, que desempenham esse papel.

Antes de tudo, porém, as doulas são mulheres dotadas de grande espírito de compaixão e solidariedade, que ajudam outras mulheres no ato mais sublime e belo de suas existências. E, como ajudantes da natureza, oferecem a elas e suas famílias a oportunidade de vivenciarem o nascimento como uma celebração da vida e do amor.

Dr. João Batista Marinho de Castro Lima
Ginecologista e obstetra, coordenador da assistência à mulher do Hospital Sofia Feldman, de Belo Horizonte (MG), onde, desde 1997, existe um projeto de doulas comunitárias (mulheres voluntárias da própria comunidade que dão apoio às gestantes no momento do parto).

7

Há uns 26 anos, num dos feriados em que não estava atendendo a partos, numa esquina de Florianópolis (SC), dei carona a um jovem vestido de trajes brancos, barba preta e longa. Corria o ano de 1977 e seu nome era Helder. Pessoa séria, simpática, viajava o sul do Brasil vendendo incenso.

Conversa vai, conversa vem, descobri que ele era praticante do yoga e que sua mulher estava grávida. Na época, eu orientava e estimulava as pessoas a terem seus partos de cócoras, inclusive por cartas e telefone, e as pessoas mais conscientes em seu autodesenvolvimento eram as mais receptivas.

Como sempre me interessei pelo yoga e praticava-o, acabei indo passar uma semana de férias na comunidade *Aurora Espiritual*, do Helder e de sua companheira Fadynha. Situava-se em Santa Tereza, no Curvelo. Todo dia subíamos e descíamos naquele bondinho alegre.

E foi uma semana em que estudamos posturas de yoga para as grávidas, alimentação, moxabustão. Dei palestra para um pequeno grupo de interessados e formamos a primeira turma de quiropatas. No ano seguinte, a Prema – filha do Helder e da Fadynha – nasceu lá no alto, numa sala grande com vista para todo o Rio de Janeiro e a Baía de Guanabara.

A partir daí, alguns encontros sobre parto aconteceram com a sala abarrotada de gente: muitas barrigudas bonitas, nenéns no peito, pais orgulhosos, palestrantes de do-in, acupuntura, shantala, fitoterapia... O curso de yoga para gestantes dado pela Fadynha evoluiu para, é claro, acompanhar a futura mãe na hora do parto. Já são 26 anos, e o trabalho da Fadynha é referencia por seu conteúdo.

Quando o professor Sosa, da Guatemala, lá pelos anos 80 percebeu que na sala onde os partos se processavam com os melhores resultados para a mãe e o neném, e com o menor índice de cesarianas, havia uma moça que nada de parto entendia, mas cuidava com carinho da mãe, ele desenhou um trabalho e... surpresa! Nas salas em que havia alguém que cuidasse afetivamente da gestante, os resultados eram os melhores. Nem monitores, nem medicamentos, nem conhecimento que deslumbra plateias. Apenas e simplesmente amor, afeto, calor humano.

Seguindo o trabalho sobre amamentação de Dana Raphael, Klaus e Kennell denominaram essas pessoas de "doulas", não no sentido de servas, mas sim como as que prestam Serviço, com letra maiúscula.

Muitas pessoas que conheço poderiam falar sobre a doula no século 21. Mas, sem dúvida, Fadynha pode fazê-lo com muita experiência pessoal e propriedade.

Cláudio Paciornik
Médico especialista em mastologia, ginecologia, obstetrícia e homeopatia, pioneiro e criador da cadeira para o parto de cócoras. Conhecido internacionalmente pelo vídeo "O parto de cócoras", 1976. Autor do CD-ROM "A arte de nascer", 2001.

Apêndices

1 – Associação Nacional de Doulas

Em novembro de 2001, começou a ser gestada a primeira associação de doulas do Brasil: a Associação Nacional de Doulas (ANDO). Ela foi criada por mim, Fadynha, como uma consequência natural à efervescência em torno dessa profissão. O assunto *doula* vinha sendo amplamente debatido em todas as frentes, envolvendo profissionais ligados ao parto natural. Em 2000, por exemplo, houve muita ênfase ao trabalho das acompanhantes de parto na *Conferência Internacional Sobre Humanização do Parto e Nascimento*, em Fortaleza. Por isso, passei a acreditar que seria extremamente necessário dar mais seriedade à profissão, e o primeiro passo seria torná-la mais conhecida pelas pessoas.

Em 2001, portanto, decidi realizar o *1º Encontro Nacional de Doulas*, dentro do *11º Encontro Nacional de Gestação e Parto Natural Conscientes*. Mas, para um respaldo maior ao evento, achei que deveria ter uma associação por trás dele. Foi assim, então, que imprimi nos cartazes de divulgação a palavra: ANDO. O nome surgiu como uma intuição e trouxe sorte à empreitada: o encontro de doulas teve enorme repercussão. Tanto positiva (de obstetras que defenderam a atuação das doulas) quanto negativa (de alguns profissionais que trabalham com parto que não entendiam a posição das doulas).

Nesse encontro, ainda não havia um registro legal da ANDO, mas sua base começou a ser formada: a mim se juntaram as doulas Cristina Balzano Guimarães, de Porto Alegre, e Marisa Rocha e Renata de Souza Beltrão, de Brasília. Ao longo de 2002, nós três mantivemos contato via telefone e Internet, para solidificar a Associação. Esse ano foi muito fecundo para as doulas, com a realização de diversas palestras sobre o assunto em várias cidades do Brasil. Para culminar, em junho, houve a vinda ao país da antropóloga americana Robbie Davis-Floyd, a qual incentivou ainda mais o fortalecimento da profissão entre as brasileiras.

Em novembro do mesmo ano, aconteceu o *2º Encontro Nacional de Doulas*. E em fevereiro de 2003, a doula americana Debra Pascali-Bonaro – treinadora certificada pela *DONA/Doulas of North America* – veio ao Brasil dar cursos de formação de doulas e nos mostrou como as doulas possuem uma associação forte nos Estados Unidos. Debra deu-nos uma visão melhor do que poderíamos desenvolver aqui, e assim a ANDO começou a plantar as primeiras sementes para legalizar-se.

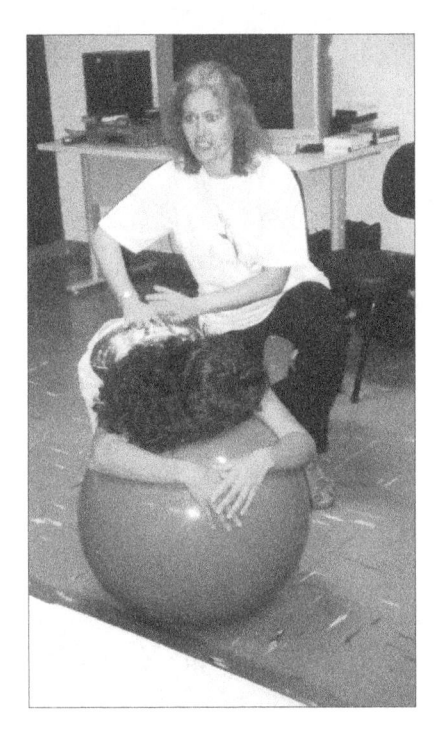

A doula americana Debra Pascali-Bonaro veio ao Brasil em janeiro de 2003 para ministrar um curso de treinamento de doulas. Aqui, ela ensina como se pode usar a bola para facilitar o trabalho de alívio da dor.

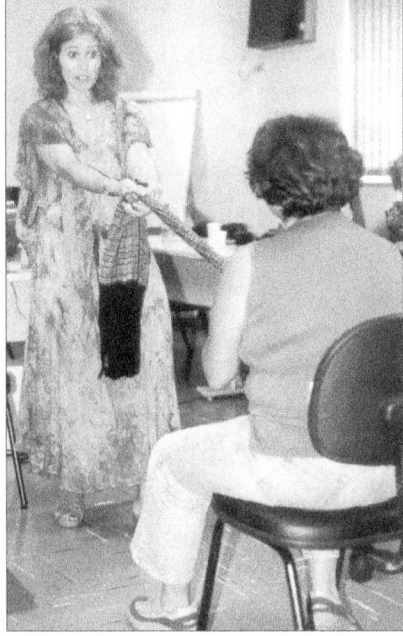

Debra mostra como a doula pode usar o *rebozo* com a parturiente na hora do puxo.

Em abril de 2003, tudo já estava legalizado. Definitivamente, nascia a primeira associação de doulas do Brasil, com o respaldo dos documentos do Ministério da Saúde, da OMS e o interesse crescente das Secretarias Municipais e Estaduais de Saúde.

A principal missão da Associação é fazer com que cada mulher em trabalho de parto possa ser acompanhada por uma doula, seja nos hospitais públicos, privados, ou nos partos domiciliares.

Curso Nacional de Capacitação de Doulas, 2010
Instituto Aurora/ANDO - Rio de Janeiro - RJ

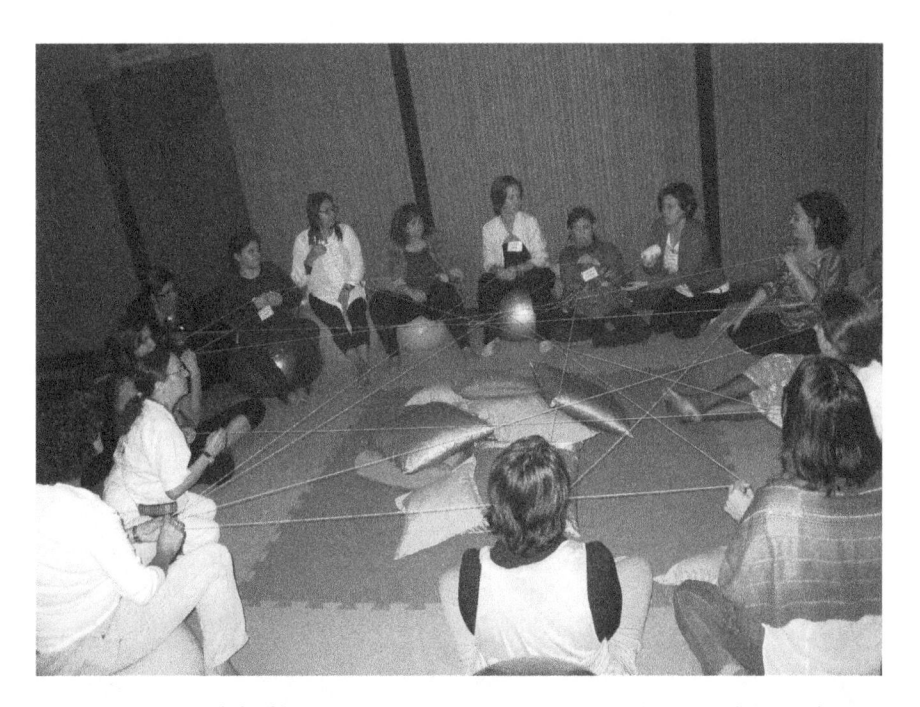

Momento especial da dinâmica que tece uma teia sustentada por cada uma das participantes. Este exercício ilustra a importância da participação e sustentação de cada doula, como ela é de vital importância nessa construção.

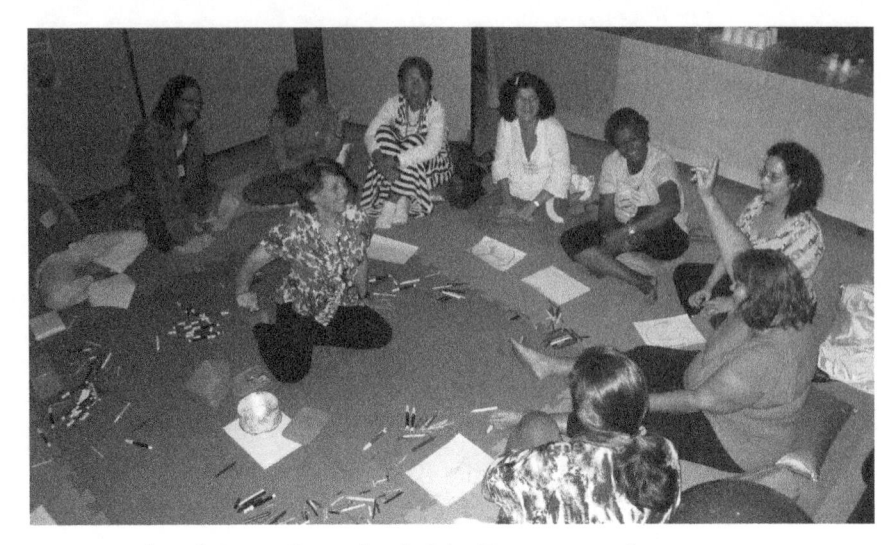

No centro da roda Maria Terezinha da Silva Teixeira, psicóloga, terapeuta reichiana e dinamizadora de grupos, uma das docentes do curso.
Nessa dinâmica ela está ouvindo a descrição dos sentimentos expressos nos desenhos compartilhados pelas futuras doulas na vivência realizada pouco tempo antes.

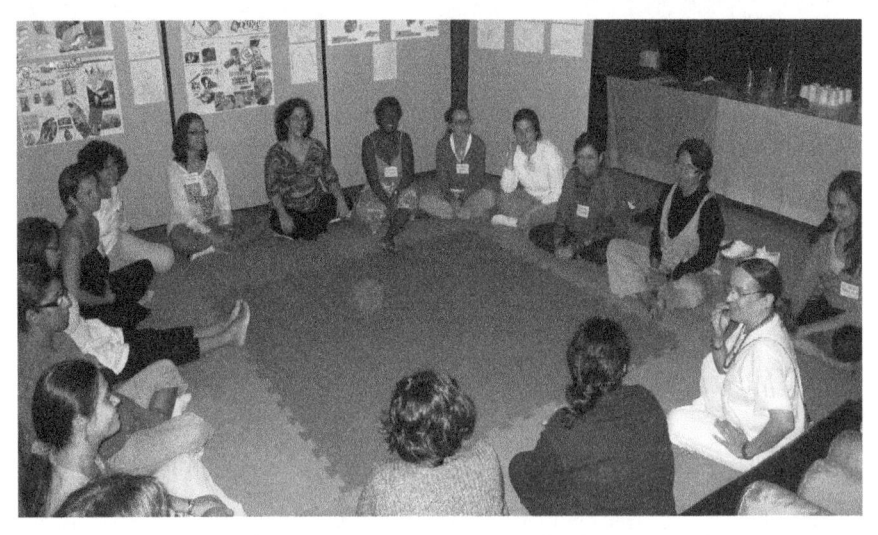

Curso teórico-presencial com muitas vivências, as rodas fazem parte da troca entre as participantes, com a supervisão das facilitadoras.
As participantes podem fazer perguntas, mas existe o comprometimento de sigilo no grupo. A proposta é despertar as emoções relacionadas ao apoio à mulher em trabalho de parto.

2 – O que a Organização Mundial da Saúde fala sobre a atuação das doulas

MATERNIDADE SEGURA[1]
ASSISTÊNCIA AO PARTO NORMAL: UM GUIA PRÁTICO

Item 2.5 – Apoio durante o Parto

Relatos e estudos controlados randomizados sobre o apoio por uma única pessoa durante o parto, uma doula, parteira ou enfermeira, mostraram que o apoio físico e empático contínuo durante o trabalho de parto apresentava muitos benefícios, incluindo um trabalho de parto mais curto, um volume significativamente menor de medicações e analgesia epidural, menos escores de Apgar abaixo de 7 e menos partos operatórios (Klaus et al. 1986, Hodnett e Osborn 1989, Hemminki et al. 1990, Horfmeyr et al. 1991).

Este documento identifica uma doula como uma prestadora de serviços que recebeu um treinamento básico sobre parto e que está familiarizada com uma ampla variedade de procedimentos de assistência. Fornece apoio emocional, consistindo de elogios, reafirmação, medidas para aumentar o conforto materno, contato físico, como friccionar as costas da parturiente e segurar suas mãos, explicações sobre o que está acontecendo durante o trabalho de parto e uma presença amiga constante.

Entretanto, o apoio reconfortante constante de uma pessoa envolvida diminuiu significativamente a ansiedade e a sensação de ter tido um parto difícil, numa avaliação feita por puérperas 24 horas após o parto. Também teve um efeito positivo sobre o número de mulheres que continuavam a amamentar seis semanas após o parto.

---

[1] Retirado da publicação Apoio Durante o Parto, relatório preparado por um grupo técnico da Organização Mundial da Saúde / Unidade de Maternidade Segura, Saúde Reprodutiva e da Família. A publicação foi impressa e distribuída pelo Ministério da Saúde, em 1996.

Uma parturiente deve ser acompanhada pelas pessoas em quem confia e com quem se sinta à vontade, como: seu parceiro, sua melhor amiga, uma doula ou uma enfermeira-parteira. Em alguns países em desenvolvimento, esta lista também poderia incluir a parteira leiga. Em geral, serão pessoas que conheceu durante sua gestação.

Os profissionais que prestam assistência obstétrica devem estar familiarizados tanto com suas tarefas médicas quanto com as de apoio, e ser capazes de realizar ambas com competência e delicadeza. Uma das tarefas de apoio do prestador de serviços é dar à mulher todas as informações e explicações que esta deseje e necessite. A privacidade da mulher no ambiente de parto deve ser respeitada. Uma parturiente necessita de seu próprio quarto, no qual o número de prestadores de serviço deve ser limitado ao mínimo essencial. Entretanto, na vida real com frequência as circunstâncias são consideravelmente diferentes da situação ideal acima descrita. Em países desenvolvidos, muitas vezes as parturientes sentem-se isoladas nas salas de parto de grandes hospitais, cercadas por equipamentos técnicos e sem um apoio amigo por parte dos prestadores de serviços.

Em países em desenvolvimento, alguns hospitais de grande porte estão tão assoberbados por partos de baixo risco que é impossível fornecer apoio pessoal e privacidade. Os partos domiciliares em países em desenvolvimento frequentemente são atendidos por pessoal sem treinamento ou com treinamento insuficiente. Nessas circunstâncias, o apoio à parturiente é deficiente ou mesmo ausente, pois um número significativo de mulheres dá à luz sem nenhum tipo de parteiro.

As implicações destas declarações em relação ao local do parto e ao fornecimento de apoio podem ser muito grandes, porque elas sugerem que os prestadores de assistência obstétrica devem trabalhar numa escala muito mais reduzida. Deve-se fornecer assistência especializada na comunidade onde a mulher mora ou num local próximo, em vez de concentrar todas as parturientes numa grande unidade obstétrica.

Unidades de grande porte que realizam 50 a 60 partos por dia deveriam reestruturar seus serviços, a fim de poderem responder às necessidades específicas das parturientes. Os prestadores de serviços precisariam reorganizar os turnos de trabalho, a fim de satisfazer às necessidades de continuidade de assistência e apoio das parturientes. Isto também tem implicações de custo, e, portanto, torna-se uma questão política. Tanto países desenvolvidos quanto em desenvolvimento devem abordar e resolver essas questões, cada um de seu modo.

Em conclusão, o parto normal, desde que de baixo risco, necessita apenas observação cuidadosa por um parteiro treinado e competente, a fim de detectar sinais precoces de complicações. Não necessita intervenção, e sim estímulo, apoio e carinho. Pode-se elaborar diretrizes gerais sobre o que é necessário para proteger e estimular o parto normal.

Entretanto, cada país disposto a investir nesses serviços deve adaptar essas diretrizes a sua situação específica e às necessidades das parturientes, assim como assegurar a presença dos elementos básicos, a fim de atender adequadamente as gestantes de baixo, médio e alto risco e aquelas que desenvolverem complicações.

3 – REGULAMENTAÇÕES DO MINISTÉRIO DA SAÚDE SOBRE DOULAS

ATRIBUIÇÕES DA ACOMPANHANTE TREINADA[2]

A acompanhante treinada, além do apoio emocional, deve fornecer informações à parturiente sobre todo o desenrolar do trabalho de parto e parto, intervenções e procedimentos necessários, para que a mulher possa participar de fato das decisões acerca das condutas a serem tomadas durante este período.

---

[2] Ministério da Saúde. Parto, Aborto e Puerpério – Assistência Humanizada à Mulher, Brasília, 2001, p. 64-67.

Durante o trabalho de parto e parto, a acompanhante:

- *Orienta a mulher a assumir a posição que mais lhe agrade durante as contrações.*

- *Favorece a manutenção de um ambiente tranqüilo e acolhedor, com silêncio e privacidade.*

- *Auxilia na utilização de técnicas respiratórias, massagens e banhos mornos.*

- *Orienta a mulher sobre métodos para alívio da dor que podem ser utilizados, se necessários.*

- *Estimula a participação do marido ou companheiro em todo o processo.*

- *Apoia e orienta a mulher durante todo o período expulsivo, incluindo a possibilidade da liberdade de escolha quanto à posição a ser adotada.*

4 – Recomendações da Conferência Internacional para o Parto (escritórios regionais da Europa e Américas, Organização Mundial de Saúde [OMS], Fortaleza, Brasil, de 22 a 26 de abril de 1985)

1. Toda comunidade deve ser informada sobre os procedimentos relativos à atenção na gravidez e parto, permitindo a cada mulher eleger o tipo de cuidado que preferir.

2. Informações sobre procedimentos rotineiros de parto (indução, analgesia e anestesia epidural ou peridural, cesárea, enema, tricotomia) de cada hospital ou clínica, pública ou privada, que realiza partos, devem ser oferecidas ao público que procura o estabelecimento.

3. Não há fundamento científico para a realização rotineira de tricotomia nem enema prévio no parto.

4. O parto não deve ser induzido por conveniência. Nenhuma comunidade deverá ter taxa de indução maior do que 5% da taxa de complicações obstétricas esperadas no parto.

5. A ruptura artificial da bolsa amniótica como procedimento rotineiro não tem justificativa científica.

6. As parturientes não devem ser colocadas em posição de litotomia durante o trabalho de parto e no parto. Durante as contrações, deve-se estimular a movimentação da mulher pela deambulação ou qualquer outro movimento que adote livremente. Cada mulher deve escolher livremente a posição de parto preferida bem como o local (instituição ou domicílio).

7. A administração de analgésicos e anestésicos no parto deve ser criteriosa para evitar efeitos colaterais indesejáveis.

8. A episiotomia sistemática não tem justificativa técnica ou científica.

9. Não há justificativa para mais de 10% de taxa de cesárea em nenhuma comunidade. Devem ser estimulados partos naturais vaginais após uma cesárea.

10. Incentivar a amamentação imediatamente após o parto.

11. O recém-nascido sadio deve sempre ficar com a mãe. Não se justifica a separação rotineira do recém-nascido sadio da mãe para observação.

12. As entidades que atuam em cuidados pré-natais devem considerar, com os organismos estatais correspondentes, a facilitação do parto natural domiciliar, promovendo políticas de habitação e proteção técnico-científica.

13. A assessoria para parto natural domiciliar deve ser multidisciplinar, integrando mulheres e mães e envolvendo a utilização de tecnologia adequada.

14. As instituições que atendem partos devem observar os direitos da pessoa protegendo a liberdade dos cidadãos, eliminando rotinas invasivas, segregadoras ou que impeçam a liberdade de escolha de procedimentos (presença do pai, acompanhante ou doula no parto; indução, tricotomia, enema, berçário, anestesia etc.).

5 – Carta de Fortaleza, de 2000 (Conferência Inter-nacional Para o Parto)

Quinze anos se passaram. Desde o encontro planejado pelo Dr. Galba de Araújo, entre outros, ocorrido aqui em Fortaleza, onde hoje realizamos esta Conferência Internacional, muito se discutiu e muito se fez pela melhoria da atenção ao Parto e ao Nascimento. Das recomendações emanadas daquela reunião, referendadas e ampliadas pela Organização Mundial de Saúde no documento de atenção ao parto normal em 1996, obtivemos as informações necessárias para propor alterações e realizar modificações em diversas instituições de saúde, que nos mostraram como pode ser melhor a atenção e os cuidados que devemos oferecer às mulheres e seus bebês, mas também o quanto ainda temos que avançar.

Um novo milênio nasce. Esperança que se renova de uma vida melhor para todos. Paz, justiça e fraternidade, num mundo com mais harmonia e menos desigualdade. Conhecimento e tecnologia a serviço da humanidade, com respeito às diferenças culturais e religiosas. O fim da fome e da miséria. Educação e saúde como direitos fundamentais disponíveis para todos. Direitos sexuais e reprodutivos garantidos para mulheres e homens. Respeito e proteção ao meio ambiente, preservar o planeta, nossa casa.

De que forma nascemos e estão nascendo hoje nossos contemporâneos? Como desejamos que nasçam aqueles que nos sucederão? O que foi que aprendemos nestes últimos mil anos que pode nos ajudar a garantir um nascimento mais saudável e uma vida melhor para nossos filhos e filhas? O que foi que incorporamos à fisiologia da gestação, trabalho de parto, parto, puerpério e cuidados neonatais que foram benéficos não só às mulheres e aos bebês, mas também às pessoas e à sociedade, e o que foi que incorporamos que foi prejudicial nos vários aspectos relativos à saúde? Esta pergunta é ainda mais importante para as gestações sem risco ou de baixo risco, que constituem a grande maioria delas e que são o grupo no qual os benefícios da atenção médica hospitalar oferecida da maneira como hoje conhecemos, são os mais questionados.

A resposta a estas perguntas nos obriga a olhar para trás e repensar toda a trajetória percorrida ao longo da história da humanidade e tentar entender não só os aspectos médicos, mas também as questões de gênero, socioculturais e econômicas que permearam a construção dos diferentes modelos de atenção ao parto e nascimento que conhecemos hoje em dia. O que sabemos? Por que e o que queremos mudar? Quais as evidências que devem embasar nossas decisões?

A primeira certeza é a de que devemos ouvir mais as mulheres e aprender com elas quais as suas necessidades. Desta forma estaremos começando a construir um modelo que estará com certeza mais voltado aos interesses da sua principal protagonista. Também temos certeza de que toda a segurança que a tecnologia tem a oferecer deve estar disponível nos diversos níveis da assistência, porque não podemos mais aceitar taxas de morbidade e mortalidade materna e perinatal tão altas quanto as que ainda encontramos e que podem e devem ser diminuídas o quanto antes.

É preciso pensar também em que locais este parto e este nascimento estarão acontecendo e quem estará assistindo à mulher e ao recém-nascido. A formação dos diversos profissionais, desde a parteira tradicional até o obstetra especialista em gestações de alto risco, passando pela enfermeira obstetra e pelo médico generalista, sem dúvida interfere com sua atuação e este fato deve ser levado em consideração. A violência institucional que hoje marca a rotina de muitas instituições de saúde, as histórias de negligência e abandono não devem mais se repetir.

Um novo milênio. Como queremos que nasçam nossas filhas e filhos? Como queremos que sejam assistidas as mulheres que perpetuarão a vida em nosso planeta? Como queremos receber estes novos seres humanos? Não temos todas as respostas, mas temos as seguintes certezas:

1. A mulher deve ter acesso aos serviços de saúde, o direito a planejar sua prole, seus direitos sexuais e reprodutivos respeitados, a uma atenção pré-natal de qualidade ou a um tratamento humanizado ao abortamento incompleto, seja este espontâneo ou provocado.
2. A mulher grávida tem direito a uma referência para o local do parto.
3. A mulher tem direito a uma assistência que lhe garanta e a sua família não apenas segurança, como também a possibilidade de viver o momento do nascimento como um acontecimento social e cultural, com respeito a sua privacidade.
4. A mulher tem o direito a optar pelo local onde ter seu filho, e a escolher o profissional que irá assisti-la e o(a) acompanhante que irá permanecer ao seu lado.
5. A mulher tem direito às informações disponíveis sobre gravidez, parto e cuidados com o recém-nascido.
6. A mulher tem direito a fazer um plano de atenção ao parto que seja respeitado pelas instituições de saúde.
7. A mulher em trabalho de parto normal deve ter sua assistência conduzida com base nas recomendações feitas pela OMS no documento sobre assistência ao parto normal de 1996.
8. A mulher que puder e que assim o desejar deve ser incentivada e apoiada a realizar o aleitamento materno exclusivo sobre livre demanda até o sexto mês de vida e depois junto com outros alimentos até o segundo ano de vida.
9. A criança recém-nascida tem direito a cuidados imediatos, quando estes forem necessários, e a permanecer todo o tempo com sua mãe, sendo oferecido todo o apoio para que os vínculos familiares sejam estabelecidos.
10. A mulher tem direito a um acompanhamento pós-parto e também o direito ao acompanhamento do crescimento e desenvolvimento de seu(sua) filho(a).

Estas medidas tão simples e possíveis de ser implementadas nos serviços de saúde de nosso país não podem mais esperar para se tornar realidade. Os resultados perinatais e as taxas de morbidade materna resultantes da assistência prestada no Brasil, não nos permitem mais conviver com um modelo de assistência que tem sido responsável pelas maiores taxas de parto operatório do mundo e por mortes desnecessárias de mães e bebês. Nós da ReHuNa, presentes nesta Conferência Internacional para Humanização do Parto e Nascimento, queremos já, o quanto antes, que as mulheres tenham a possibilidade de parir e nascer com dignidade e afeto, sendo acolhidas por pessoas que percebam o parto e nascimento como um momento único, como uma expressão de amor.

ReHuNa
Rede Pela Humanização do Parto e Nascimento

6 – Carta de Campinas (ReHuNa)

"Para mudar a vida é preciso primeiro mudar a forma de nascer."

Michel Odent

Analisando as circunstâncias de violência e constrangimento em que se dá a assistência à saúde reprodutiva e especificamente as condições pouco humanas a que são submetidas mulheres e crianças no momento do nascimento, queremos trazer alguns elementos à reflexão da comunidade.

O Brasil apresenta a maior taxa mundial de cesáreas (vários hospitais brasileiros têm 80% ou mais de cesáreas)[3] e este passou a ser o método "normal" de parir e de nascer, uma inversão da naturalidade da vida.

---

[3] A taxa máxima desejável de cesáreas é 10% (OMS), encontrada em serviços e países de menor mortalidade perinatal.

No parto vaginal, a violência da imposição das rotinas, das interferências obstétricas desnecessárias, perdura e inibe o desencadeamento natural dos mecanismos fisiológicos de parto que passa a ser sinônimo de patologia e de intervenção médica. Estes eventos vitais e cruciais tornam-se momentos de terror, impotência, alienação e dor. Não surpreende que as mulheres introjetem a cesárea como a melhor forma de dar à luz, buscando parto sem medo, sem risco e sem dor. Ela é também a via de acesso à ligadura de trompas, método anti-concepcional que tem esterilizado massas de mulheres brasileiras. Esta realidade reprodutiva tem custos psicológicos, sociais e econômicos muito altos.

Na tentativa de garantir a presença do obstetra no parto, signo de segurança, cientificidade e alívio a dor, a mulher assume incondicional e passivamente o papel de doente, entregando-se às intervenções sugeridas pelo médico, que, imerso no contexto de crescente especialização e incorporação acrílica de tecnologia diagnóstica e terapêutica de ponta, se afasta cada vez mais da concepção de nascimento como fenômeno essencialmente normal, perdendo o conhecimento e a segurança da prática da obstetrícia.

Ninguém informa à mulher que cesárea desnecessária tem risco de morte materna 5 a 30 vezes maior e morbidade muito mais alta que o parto normal. Também ninguém lhe diz que cesárea desnecessária multiplica por 13 a morbidade perinatal. Ninguém informa ainda que o parto é o pior momento para fazer a laqueadura, expondo a mulher a riscos e arrependimentos futuros.

Estes objetivos vêm sendo buscados na prática diária de pessoas, profissionais, grupos e entidades preocupadas e atentas à melhoria da qualidade de vida, bem-estar e bem nascer, aliadas na luta por uma vida mais humana, digna e saudável.

Acreditamos que várias estratégias e instrumentos podem ser utilizados nesta missão, entre as quais lembramos:

- implementação das ações do Programa de Assistência Integral à Saúde da Mulher, aprofundando aspectos relacionados à qualidade e humanização da assistência à gestação, ao parto e ao puerpério;

- divulgação e adesão às recomendações da OMS na Conferência Internacional sobre Tecnologias Apropriadas ao Nascimento (de 22 a 28 de abril de 1985, Fortaleza, Brasil);

- trabalho educativo sobre direitos reprodutivos, sexualidade e nascimento voltado a adolescentes, mulheres e homens, com ênfase na divulgação do saber científico relativo ao período gravídico-puerperal;

- apoio a iniciativas de humanização do nascimento em serviços públicos e privados, casas de parto, grupos de parteiras tradicionais, doulas e ONGs.

Subscrevem o presente documento muitas pessoas importantes, grupos e entidades ligados à Humanização do Parto e Nascimento no Brasil.

7 – Livros sobre doulas e assuntos afins

ALMEIDA, João Aprígio Guerra de. *Amamentação – Um Híbrido Natureza/Cultura*. Fiocruz
BALASKAS, Janet. *Parto Ativo*. Ground
BARBAUT, Jacques. *O Nascimento Através dos Tempos e dos Povos*. Terramar
BOND, Antoinette; GRAHAN, Janet M. *Doula: We Couldn't Have Done It Without You! – The Ultimate Guide to Labor Support During Pregnancy and Childbirth*. Lambs Publishing
BRAZELTON, T. *O Desenvolvimento do Apego – Uma Família em Formação*. Artes Médicas
CARVALHO, Marcus Renato de e TAMEZ, Raquel N. *Amamentação – Bases Científicas para a Prática Profissional*. Guanabara Koogan
DANCY, Rahima Baldwin. *Special Delivery*. Celestial Arts
DAVIS, Elizabeth e PASCALI-BONARO, Debra. *Orgasmic Birth*. Rodale, 2010
ELLIS, Barbara Ross. *From Start to Finish: A Practical Guide for Your Labor Support Business*. Pennypress
ENGLAND, Pam; HOROWITZ, Rob. *Birthing From Within: An Extra-Ordinary Guide to Childbirth Preparation*. Partera Press
EZEJER, Mirian. *Nove Meses na Vida de Uma Mulher*. Casa do Psicólogo
FADYNHA. *Meditações para Gestantes: O Guia Para Uma Gravidez Plena e Feliz*. Ground

———. *Yoga para Gestantes - Método personalizado*. Ground, 2005
———. *Diário da Gestante - O dia a dia da concepção ao parto*. Novo Século, 2010
GOER, Henci. *The Thinking Womans Guide to a Better Birth*. Perigee
GUREVICH, Rachel. *The Doula Advantage: Your Complete Guide to Having a Shorter, Healthier and More Comfortable Birth With the Help of a Professional Childbirth Assistant*. Prima Publishing
H., Marshall; KLAUS, M.D.; H., John; KENNELL, M.D. KLAUS, Phyllis H.; KLAUS, Marshall H.; KENNELL, John H. *The Doula Book: How a Trained Labor Companion Can Help You Have a Shortier, Easier and Healthier Birth*. Perseus Publishing
HARPER, Barbara. *Gentle Birth Choices: A Guide to Making Informed Decisions About Birthing Centers, Birth Attendants, Water Birth, Hospital Births*. Healing Arts Press
HAWK, Breck. *A Tip Toe Through the Doulas*. Colin Hawk
KELLEHER, Jacqueline. *Nurturing the Family – The Guide for Postpartum Doulas*. Xlibris Corporations
KITZINGER, Sheila. *A Experiência de Dar à Luz*. Martins Fontes
KITZINGERB, Sheila. *The Complete Book of Pregnancy and Childbirth*. Knopf
KLAUS, Marshall H. *Mothering the Mother: How a Doula Can Help You Have a Shorter, Easier and Healthier Birth*. Hardcover
KLAUSS, Marshall H.; KENNEL, John e KLAUSS H. Phillis. *O Vínculo: Construindo as Bases para um Apego Seguro e para a Independência*. Artmed
KORTE, Diana; SCAER, Roberta. *A Good Birth, a Safe Birth: Choosing and Having The Childbirth Experience You Want*. Harvard Common Press
LABOBK, M. e SÁNCHEZ, V. Valdés A. Pérez. *Manejo Clínico da Lactação*. Revinter
LEBOYER, Frédérick. *Nascer Sorrindo*. Brasiliense
———. *Se me Contassem o Parto*. Ground
———. *Shantala – uma arte tradicional massagem para bebês*. Ground
MONTAGU, Ashley. *Tocar, o Significado Humano da Pele*. Summus
ODENT, Michel. *A Cientificação do Amor*. Saint Germain
———. *O Camponês e a Parteira*. Ground
———. *O Renascimento do Parto*. Saint Germain
———. *Água e Sexualidade*. Siciliano
———. *Gênese do Homem Ecológico*. Tao
OSBORNE-SHEETS, Carole. *Pre and Perinatal Massage Therapy: A Comprehensive Practioners' Guide To Pregnancy, Labor and Postpartum*. Body Therapy Associates
PACIORNIK, Moisés. *O Parto de Cócoras*. Brasiliense
———. *O Parto de Cócoras*. 3ª edição. Centro de Arte e Cultura Artesanal
PAMPLONA, Vitória e CARVALHO, Mascus Renato de. *Da gravidez à amamentação*. Integrare

PEREZ, Paulina; SNEDEKER, Cheryl. *Special Women: The Role of the Professional Labor Assistant*. Cutting Edge Press

PEREZ, Paulina; THELEN, Deaun. *Doula Programs*. Cutting Edge Press

PETERSON, Gayle. *An Easier Childbirth: A Mother's Guide to Birthing Normally*. Shadow and Light Publications

PHILLIPS, Celeste. *Family Centered Maternity Care*. Mosby

PLACKSIN, Sally. *Mothering The New Mother: Women's Fellings and Needs After Childbirth – A Support and Resource Guide*. Newmarket Press

REGO, José Dias. *Aleitamento Materno*. Atheneu

ROBERTSON, Andrea. *The Midwife Companion – The Art of Support During Birth*. ACE Graphics

SABATINO, Hugo; DUNN, Peter M. e BARCIA, R. Caldeyro. *Parto Humanizado*. Unicamp

SIMKIN, Penny. *The Birth Partner – Everything You Need to Know to Help a Woman Through Childbirth*. Harvard Common Press

SIMKIN, Penny and ANCHETA, Ruth. *The Labor Progress Handbook*. Blackwell Publishing

SIMKIN, Penny; WHALLEY, Janet and KEPPLER, Ann. *Pregnancy, Childbirth and the Newborn: The Complete Guide*. Meadwbrook Press

TODD, Linda. *You and Your Newborn Baby: A Guide to the First Months After Birth*. Harvard Common Press

VASCONCELLOS, Amélia Thereza de Moura. *A criança e o futuro*. Cultura

WILHEIM, Joanna. *O Que é a Psicologia Pré-natal*. Casa do Psicólogo

8 – SITES SOBRE DOULAS E ASSUNTOS AFINS

- ANDO/Aurora/Fadynha: http://www.doulas.org.br
- ANEP (Associação Nacional de Educadora Perinatal): http://www.anepbrasil.org.br
- Dr. Cláudio Paciornik: http://www.aartedenascer.com.br
- Doulas do Brasil: http://www.doulas.com.br
- Doulas of North America (DONA): http://www.dona.com
- Fadynha: http://www.partonatural.com.br
  http://www.shantala.com.br
- Instituto de Yoga e Terapias Naturais Aurora (Curso de Yoga para Gestantes no Rio de Janeiro): http://www.institutoaurora.com.br
- Mother Love Inc.: http://www.midwiferytoday.com/loves/motherlove
- Parto do Princípio: http//www.partodoprincipio.com.br
- Penny Sinkin: http://www.pennysinkim.com
- Robbie Davis-Floyd: http://www.davis-floyd.com

9 – Vídeos sobre doulas e assuntos afins

- *A Arte de nascer* (CD-ROM), Cláudio Paciornik, Curitiba-PR
- *Academy Communications Birth in the Squatting Position*
- *Amamentação: alimentando a paz no mundo*, JICA
- *Amamentação sem mistério*, Gama/Boa Hora
- *Amazing Talents of the Newborn*, Marshall Klaus
- *Birth as we know it*, Elena Tonetti
- *Birth into Being – The Russian Waterbirth Experience*
- *Callate y Puja*, Sonia Cavia e Eduardo Diaz Cano
- *De Volta às Raízes* – Ceres-GO (ReHuNa)
- *Delivery Self Attachment*, Dr. Lennart Righard's
- *Dia de Nascimiento*, Naoli Vinaver Lopez
- *Gentle Birth Choices*
- *Giving Birth*, Suzanne Arm's
- *Infant Cues – A Feeding Guide*
- *Organic Birth*, Debra Pascali-Bonaro
- *Orgasmic Birth*, Debra Pascali-Bonaro
- *O Parto de Cócoras*, Cláudio Paciornik, Curitiba-PR
- *Parir e Nascer* – Clínica da Mulher da Universidade de Viena (ReHuNa)
- *Partos Humanizados*, Marília Largura (ReHuNa)
- *Por que Cesárea?* – Curumim, Recife-PE
- *Sagrado*, Paulo Batistuta (ReHuNa)
- *Shantala* – o filme, Frédérick Leboyer. Editora Ground
- *The Happiest baby on the block*, Dr. Harvey Karp
- *Um dia de vida*, Maria Esther Vilele e Livia Carneiro

SOBRE A AUTORA

Maria de Lourdes da Silva Teixeira - mais conhecida como Fadynha - é criadora de um método próprio de yoga para gestantes, que ensina desde 1978 no Instituto de Yoga e Terapias Aurora, no Rio de Janeiro. Fadynha já transmitiu sua técnica para mais de 12 mil grávidas! Em suas aulas, ela ensina posturas de yoga e orienta suas alunas sobre a maternidade: os cuidados que devem ter com sua saúde - física e emocional - durante a gravidez, como devem agir para conseguir um parto tranquilo e feliz e dicas sobre amamentação e cuidados com o bebê. Todas as informações são passadas dentro de uma visão natural e ecológica, com base nas orientações da Organização Mundial da Saúde.

A autora, pioneira no movimento pela humanização do parto e nascimento, foi uma das primeiras doulas profissionais a atuar no Brasil. "Doula" é a mulher capacitada para oferecer suporte físico e emocional à gestante durante o trabalho parto, parto e pós-parto. Foi também introdutora de Shantala (massagem indiana em bebês) no Brasil, organizadora do Encontro de Gestação e Parto Natural Conscientes (que realiza, anualmente, desde 1979)*, e é membro fundadora da Rede pela Humanização do Parto e do Nascimento (Rehuna). Já publicou MEDITAÇÕES PARA GESTANTES - *O guia para uma gravidez saudável, plena e feliz*; YOGA PARA GESTANTES - *Método Personalizado*; A DOULA NO PARTO, publicados pela editora Ground e em 2011 lançou o DIÁRIO DA GESTANTE pela editora Novo Século.

---

* Este é o único encontro regular que virou referência no Brasil e na América do Sul. Em 2011 será a 21ª edição. Reúne os mais renomados profissionais da humanização do parto do Brasil e já rendeu frutos: a manutenção da ReHuNa; o reforço da humanização na rede municipal da saúde; a criação da ANDO etc.

Muitas outras iniciativas foram apoiadas e criaram repercussão dentro deste Fórum anual como as Casas de Parto, o projeto Mãe Canguru e a lei do acompanhante, entre outras.

Conheça mais sobre o trabalho da Fadynha acessando o e-mail

fadynha@institutoaurora.com.br

ou entre em contato com

Instituto Aurora – Praia do Flamengo, 66, bloco B, sala 916
Rio de Janeiro-RJ
CEP: 22210-903
Tel.: (21) 2556-2455)
Site: www.institutoaurora.com.br.

Outras obras da autora

Yoga para Gestantes
Método Personalizado
Fadynha

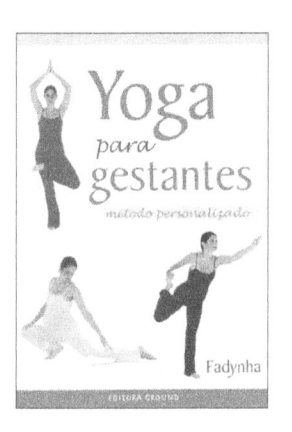

Este livro oferece à mãe grávida exercícios de harmonização com seu corpo e com suas energias sutis. Fadynha celebra o yoga com sabedoria e intuição, apresentando dezenas de posturas selecionadas ao longo de seus 30 anos de trabalho com gestantes.

Meditações para Gestantes (livro + CD)
O Guia para uma gravidez saudável, plena e feliz
Fadynha

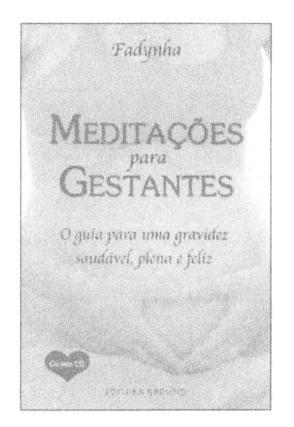

São apresentadas para a gestante várias técnicas que promovem paz e harmonia específicas para o período gestacional. O CD incluso traz o acompanhamento passo-a-passo de uma meditação especial que prepara a futura mãe para um parto mais tranquilo.

Leia também da Editora Ground

Parto Ativo (Nova edição)
Guia prático para o parto natural
Janet Balaskas

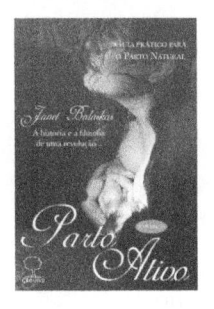

Os exercícios apresentados neste livro, baseados no yoga para a gravidez, vão conduzir a mulher aos seus pró-prios instintos naturais para o trabalho de parto e para o parto. Paralelamente são abordados os procedimentos corporais adequados e naturais para uma gravidez saudável e prazerosa.

Se me Contassem o Parto
Frédérick Leboyer

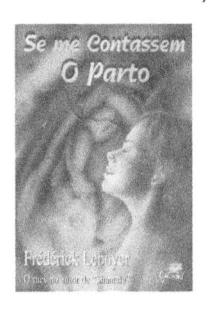

Escrito na forma de um grande poema, esta obra, escrita pelo mesmo autor de Shantala, é fruto da longa prática e experiência do autor e dos progressos gradativos feitos no sentido da compreensão da obstetrícia, permeada de rara beleza narrativa.

O Camponês e a Parteira
Uma alternativa à industrialização da agricultura e do parto
Michel Odent

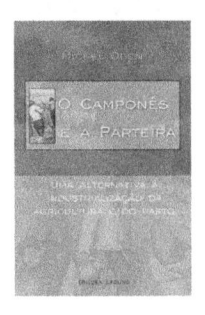

Michel Odent revela, num livro altamente esclarecedor, a influência que a poluição intra-uterina provocada por produtos químicos presentes na agricultura industrializada pode e é determinante na saúde do feto e no momento do parto.

Shantala (o Livro)
Massagem para bebês
Frédérick Leboyer

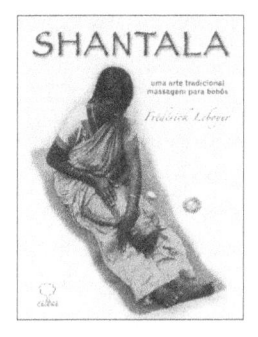

Shantala tornou-se um livro famoso em todo o mundo, editado em inúmeros países. Além do aspecto científico, Leboyer conciliou poeticamente as explicações da técnica de massagem com a sabedoria milenar de seu uso. Um livro belo e importante para a mãe e o bebê.

Shantala (o Filme)
Massagem para bebês
Frédérick Leboyer

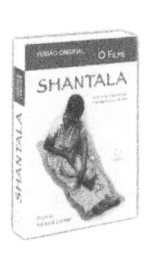

Frédérick Leboyer produziu este filme na mesma época em que escreveu o livro Shantala.

Hoje, na medida em que muitas pessoas tornaram essa prática profissional, ele se torna um complemento natural indispensável com relação a etapas, intensidade do toque, duração do mesmo, alteração dos movimentos, tempo real de aplicação e conclusão da massagem.

Bebês Super Espertos
Brincadeiras para curtir e aprender
Jackie Silberg

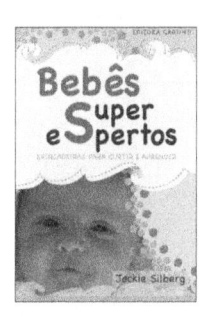

Os bebês não precisam de brinquedos caros. O melhor brinquedo que se pode dar a um bebê é interagir com ele o máximo possível. Quanto mais experiências estimulantes lhe forem oferecidas, tanto mais circuitos o cérebro dele irá construir o que vai facilitar o aprendizado no futuro. Este livro, baseado nas últimas pesquisas cerebrais, ajuda pais e educadores a desenvolver o poder do cérebro do bebê.